RECHERCHES
CLINIQUES ET EXPÉRIMENTALES
SUR L'ABSORPTION ET LA VALEUR THÉRAPEUTIQUE
DES
PRÉPARATIONS IODÉES.

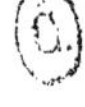

PARIS. — RIGNOUX, IMPRIMEUR DE LA FACULTÉ DE MÉDECINE,
rue Monsieur-le-Prince, 31.

RECHERCHES
CLINIQUES ET EXPÉRIMENTALES

SUR

L'ABSORPTION ET LA VALEUR THÉRAPEUTIQUE

DES

PRÉPARATIONS IODÉES,

Par le Dr TITON,

ancien Interne en Médecine et en Chirurgie des Hôpitaux de Paris,
Lauréat de la Faculté de Médecine (École Pratique, 2e Prix, Médaille d'Argent, 1852),
Interne-Lauréat des Hôpitaux (Hôtel-Dieu, 1853),
Membre de la Société Anatomique de Paris,
des Sociétés Botanique et Entomologique de France.

PARIS.

VICTOR MASSON, LIBRAIRE,
place de l'École-de-Médecine, 17.

1854

A MM. MARJOLIN, PIEDAGNEL,

A. CAZENAVE.

A M. LE PROFESSEUR SOUBEIRAN.

RECHERCHES CLINIQUES ET EXPÉRIMENTALES

SUR L'ABSORPTION ET LA VALEUR THÉRAPEUTIQUE

DES

PRÉPARATIONS IODÉES.

INTRODUCTION.

L'importance thérapeutique de l'iode, ou plutôt des composés dont ce précieux métalloïde forme la base, est aujourd'hui un fait incontestable.

L'action des *iodiques* (1), en effet, est aussi sûre que celle des ferrugineux, aussi positive que l'action fébrifuge du quinquina. Et quand on considère les diverses applications de la médication iodée, quand on voit les annales de la science, déjà si riches, en enregistrer chaque jour de nouvelles, il est permis de se demander s'il est un autre agent qui puisse s'approprier à autant d'indications curatives ou s'attaquer à des états morbides plus nombreux et plus variés. Mais, si la découverte toute moderne des propriétés médicatrices de l'iode nous a fourni plusieurs moyens efficaces contre des maladies auparavant d'une opiniâtreté désespérante, il ne faut pas oublier que nous

(1) Nous appliquerons indistinctement ce nom à différents composés dans lesquels entre l'iode; nous nous servirons également, d'une manière générale, des expressions *iode*, *médication iodée*, *iodurée*, quand il ne sera pas nécessaire de spécifier telle préparation plutôt que telle autre.

en sommes redevables surtout aux sciences, dites accessoires dont les progrès ont été du reste si favorables à la médecine. L'histoire d'une médication aussi puissante pourrait au besoin nous donner une nouvelle preuve des lumières que nous offrent journellement les diverses branches de l'histoire naturelle, pour éclairer certaines questions essentiellement cliniques qui, sans leur secours, ne seraient jamais sorties de leur obscurité première. D'ailleurs personne n'ignore aujourd'hui que chacune des sciences n'est qu'un des anneaux dont l'ensemble et l'arrangement régulier forment la chaîne des connaissances humaines; et il est de toute évidence qu'une question ne peut être élucidée et résolue qu'après avoir été étudiée sous toutes ses faces, c'est-à-dire avec les différents moyens d'investigation dont les sciences nous ont enrichi, moyens qui sont tous complémentaires et confirmatifs les uns des autres. J'aurai plus d'une fois, dans le cours de ce travail, l'occasion de faire ressortir l'importance de ces données et l'erreur dans laquelle tombent les médecins qui n'appliquent pas leurs connaissances chimiques à la thérapeutique, soit dans l'art de formuler, soit pour ce qui regarde l'association des médicaments, etc. etc. Par contre, je signalerai les avantages de ceux qui savent employer avec soin et discernement les ressources si nombreuses et trop négligées de la matière médicale.

La chimie nous a aussi démontré que l'iode n'est pas seulement un agent thérapeutique, mais encore une sorte d'aliment nécessaire à l'entretien normal de la vie; car, selon M. Chatin, le goître et le crétinisme, qui affligent et dégradent l'espèce humaine dans certaines contrées, reconnaissent pour cause spéciale l'insuffisance de la somme d'iode introduite physiologiquement dans l'économie.

On comprend alors toute l'importance des *iodiques*, dont la réputation est du reste justifiée par des succès aussi nombreux que remarquables. Toutefois, malgré les précieux travaux qui nous ont fait connaître les heureux résultats de la médication iodée, il reste encore à étudier plusieurs points qui intéressent vivement le praticien. C'est dans l'espoir de combler quelques lacunes, en apportant mon contingent à cette partie de l'art de guérir, que j'ai entrepris, en 1852, à l'hôpital Sainte-Marguerite (aujourd'hui Sainte-Eugénie), une série de recherches que j'ai continuées depuis à l'Hôtel-Dieu et à l'hôpital Saint-Louis. Ces recherches, qui me paraissent ouvrir une voie large à la thérapeutique et offrir un haut intérêt pratique, montreront que certaines opinions émises par les hommes recommandables qui se sont occupés le plus sérieusement des iodiques, avaient besoin d'être soumises à un examen expérimental. J'ai cherché à donner une appréciation plus complète des effets que produisent les divers modes d'administration de l'iode, et pour être mieux fixé, j'ai essayé sur moi certaines préparations fort employées, mais problématiques quant à leur efficacité.

Possesseur de nombreux matériaux, j'avais d'abord formé le projet de traiter longuement tout ce qui a rapport à la médication iodée. Mais, comme il me faudrait dépasser de beaucoup les limites généralement assignées à une dissertation inaugurale, je me vois obligé de donner moins d'extension à certaines parties, et même de faire quelques réserves pour une publication ultérieure.

Cependant, malgré ces restrictions, qui porteront autant que possible sur les faits les moins intéressants, j'exposerai dans cette thèse, indépendamment du résultat de mes recherches, un résumé critique des applications importantes de l'iode au traitement des maladies. Pour la même cause, je signalerai au point de vue historique seulement, les affections contre lesquelles la médication iodée a pour ainsi dire une efficacité vulgaire, tant les succès ont été nombreux et constants depuis Coindet.

Il en sera de même des faits isolés et des observations que s'empressent de publier des admirateurs fanatiques, et des partisans exagérés, qui par cela seul qu'un remède guérit souvent, veulent en faire une panacée universelle. C'est assez dire que j'ai mis tous mes soins pour que ce travail se recommandât surtout par un intérêt pratique.

Voici du reste, l'ordre que je me suis proposé de suivre :

1° Dans un *premier chapitre*, j'indiquerai comment l'iode a été introduit dans la thérapeutique, et j'exposerai succinctement l'historique de la médication iodée.

2° Le *second chapitre* comprendra des considérations physiologiques et pathogéniques, qui seront d'ailleurs une source d'applications thérapeutiques immédiates.

3° Elles me conduiront naturellement à donner, dans un *troisième chapitre*, un résumé des recherches sur l'absorption de l'iode, dont les résultats ont été consignés dans un mémoire envoyé en 1852, au concours des hôpitaux, pour les prix de l'internat. Viendront ensuite les applications les plus importantes aux affections chirurgicales.

4° Le *quatrième chapitre* sera consacré à l'étude des applications iodées au traitement de certaines maladies cutanées, utérines, tuberculeuses, etc. Je ferai connaître une nouvelle combinaison d'iode qui me paraît destinée à rendre les plus grands services et répondre à un véritable besoin.

5° Dans un *cinquième chapitre*, nous traiterons du mode d'administration, de la posologie, des incompatibilités, des accidents, des contre-indications, et des autres accessoires de la médication iodique.

6° *Sixième chapitre*. Enfin, me basant sur l'expérience, juge suprême de toutes les opinions et de toutes les théories scientifiques, je ferai connaître dans le *dernier chapitre* la valeur et l'efficacité relative des préparations iodées.

Pour imprimer à ce travail une marche plus directement pratique, les propositions que j'émettrai seront autant que possible appuyées sur des observations, que je donnerai sous forme de résumé, et non avec les détails nécessaires à celui qui les recueille, mais fastidieux pour le lecteur.

CHAPITRE Ier.

HISTORIQUE.

L'histoire nous apprend que les peuples les plus divers, sous le rapport des mœurs et du langage, employaient à une époque déjà assez éloignée de nous contre les mêmes maladies, des substances de noms différents, mais qui avaient toutes pour caractère de renfermer l'*iode*, encore tout à fait inconnu. Ainsi M. Stanislas Julien, de l'Institut, et professeur de chinois au Collége de France, a fait connaître que *Li-chi-tchin* présenta à l'empereur, dès 1567, des recettes contre le goître. Les éponges et les plantes marines, administrées sous forme de poudre, d'infusion vineuse, etc., font tous les frais de cette médication, formulée dans le *Pen-thsao-kang-mo*, que l'on peut considérer comme le Codex des Chinois.

En France, le célèbre Arnaud de Villeneuve, qui professait à Montpellier au treizième siècle, employait contre le goître l'éponge brûlée et d'autres thalassiophytes. Il recommandait également les eaux minérales salines contre les écrouelles, et l'on sait aujourd'hui que l'analyse a trouvé de l'iode dans la plupart des eaux naturelles. Vinrent ensuite Sinapius, Bordeu, Fodéré, Percy, Chelius, Planque, Duboys, Mme de Sancy, etc. Mais on ignorait complétement le principe actif de ces moyens empiriques.

En 1820, le docteur Coindet, de Genève, guidé par un véritable génie pratique, enrichit la matière médicale d'un nouveau corps dont Courtois avait doté la chimie en 1811, et auquel le savant Gay-Lussac avait donné un peu plus tard le nom d'*iode* (du mot grec ἰωδὴς, *violet*, à cause de la couleur propre aux vapeurs de cette substance). Voici comment l'habile praticien genévois, se laissant diriger par les lois de l'analogie que pressentait sa rare capacité, eut l'heureuse idée d'en faire des applications thérapeutiques. « Il y a deux ans (Mémoires de Coindet, résumés par lui-même dans une lettre qu'il écrivit au chimiste anglais Thompson) que je cherchais, dans le formulaire de Cadet-Gassicourt, une formule qui fût connue à Paris, et que je pusse indiquer à une dame de cette ville qui me consultait pour un goître; j'y trouvai que Russell conseillait le fucus brûlé. Je soupçonnai que le principe commun entre l'éponge, dont nous nous servons avec succès ici contre le goître, et le fucus, dont j'ignorais les propriétés, pourrait bien être l'iode. Je l'essayai avec infiniment de précautions et je réussis ». Ainsi, grâce à ses ingénieuses investigations, Coindet fit connaître que la pratique médicale s'était adressée à l'iode sans s'en douter, et que les précieuses guérisons qu'elle avait obtenues d'une part, avec le produit de la torréfaction du *varech vésiculeux*, employé sous le nom d'*æthiops végétal*, de *poudre de chêne marin* (pulvis quercus marinæ), d'autre part avec l'*éponge brûlée*, appartenaient à l'*iode* contenu dans ces substances (1) et duquel seul elles tenaient toute leur puissance médicatrice. Sa découverte faisait du bruit, et le 25 juillet 1820, il lut à la Société helvétique des sciences naturelles, réunie à Genève, le résultat confirmatif de ses prévisions. Après la publication de ce Mémoire, qui fut imprimé en août 1820, une grande et noble émulation s'empara des médecins de toutes les nations européennes, et le cercle des applications de l'iode, ou des produits iodurés, si heureusement ouvert, s'agrandit d'une façon surprenante.

Cependant, il ne faudrait pas croire que ce nouveau médicament ait été introduit sans contestation dans la matière médicale. « Des clameurs s'élèvent, les sottises de quelques-uns les justifient, la malice et l'envie les répandent » (Coindet, loc. cit.). Ces paroles nous montrent qu'en effet l'iode eut à vaincre l'opposition systématique de nombreux détracteurs, et qu'on lui imputa les accidents occasionnés

---

(1) Fife découvrit la présence de l'iode dans l'éponge brûlée, en 1819.

par l'abus qu'en firent les enthousiastes, plus dangereux en cela que les détracteurs eux-mêmes. Mais la persistance de praticiens convaincus de ses propriétés, l'observation attentive et intelligente des faits et leur résultat favorable, marquèrent définitivement l'introduction de cette substance dans la pratique médicale.

Les succès de l'iode dans le traitement du goître donnèrent l'idée de s'adresser au nouveau médicament pour combattre les scrofules. Et c'est encore à Coindet que revient l'honneur d'avoir fait sciemment les premières applications iodées au traitement de ces états morbides héréditaires, qui, jusqu'alors, avaient résisté aux remèdes les plus multipliés. Son troisième mémoire (voir *Bibliothèque univ. des sciences*, etc., tom. 16, p. 140) est principalement destiné à faire connaître cette application nouvelle, ainsi que les avantages de l'administration de l'iode par frictions. Ensuite, Baup (*Bibl. univ.*, 1821), Gimelle (*Revue méd.*, 1821), Brera (*Saggio clinico sull' iodio;* Padoue, 1822). Sablairolles, Gairdner, etc., etc., et Lugol surtout, qui expérimenta sur une large échelle comme médecin des scrofuleux de l'hôpital Saint-Louis, continuèrent à populariser l'usage des préparations iodées contre cette maladie, qui dès lors ne fut plus marquée du sceau de l'incurabilité.

A partir de cette époque, la presse médicale retentit de nombreuses guérisons obtenues par l'usage de l'iode ou des préparations iodurées, dont l'horizon thérapeutique prit chaque jour un nouvel accroissement; aussi, en compulsant les annales de la science, trouve-t-on que ces médicaments ont été reconnus utiles dans beaucoup d'autres états morbides.

L'espace ne me permettant pas de donner *in extenso* l'historique de la médication iodée, je me bornerai à une énumération bibliographique aussi complète que possible. Pour la rendre moins aride et plus directement utile, je ferai suivre chaque citation de quelques mots pour en indiquer le sommaire, toutes les fois que le titre seul ne suffira pas. Ce travail, je l'espère, aura au moins l'avantage d'épargner à ceux qui voudront s'occuper des *iodiques*, de longues et minutieuses recherches. Dispensés, par ce moyen, de feuilleter ce qui a été dit sur l'iode, ils économiseront ainsi un temps précieux qu'ils pourront consacrer entièrement aux points nouveaux qu'ils désireront élucider.

Toutefois l'importance actuelle des préparations iodurées dans le traitement de la syphilis nous fait, pour ainsi dire, un devoir d'indiquer, en quelques mots, par quelle série progressive d'essais on est arrivé à reconnaître la puissante efficacité de cette médication contre les accidents constitutionnels.

L'idée d'expérimenter l'iode, dans les affections vénériennes, semble trouver sa raison première dans l'application de cette substance à diverses maladies. Dès 1821, Brera et Formey le proposèrent contre la blennorrhagie. Nous nous faisons un devoir de constater que, dès cette même année 1821, un éminent clinicien français, Biett, créateur de la science du diagnostic dans les maladies de la peau, préconisa, le premier, l'iodure de mercure contre les syphilides, en se basant sur des faits nombreux et concluants. Vers la même époque, une doctrine nouvelle, importée d'Angleterre, où elle avait pris naissance, avançait que non-seulement le mercure n'était pas le spécifique des maladies vénériennes, mais qu'il les aggravait et déterminait les symptômes consécutifs de la vérole. Cette doctrine, soutenue par les principes du physiologisme Broussaisien, alors à son apogée, consistait principalement dans les émissions sanguines et dans les antiphlogistiques; mais les insuccès que devait naturellement donner un pareil traitement, engagea les expérimentateurs à avoir recours à un autre médicament, et l'iode fut employé d'abord par le Dr Richond des Brus contre le bubon vénérien et contre la blennorrhagie. Ses observations furent publiées, un an plus tard, dans les *Archives générales de médecine* (t. 4, p. 321). Presque en même temps, Eusèbe de Salles (*Journal complément.*, t. 19, p. 155) et L. Henry (*Bulletin de la Soc. méd. d'émulation*, 1824, p. 311) le préconisèrent aussi *intus* et *extra* contre les mêmes affections.

En 1826, le professeur Lallemand (*Éphém. méd. de Montpellier*) recommandait aussi les frictions iodées sur les bubons. En lisant la 27e observation du 3e mémoire de Lugol (1831, in-8°), on reconnaît évidemment qu'il s'agit d'accidents syphilitiques tertiaires, qui, après avoir résisté à plusieurs traitements par les mercuriaux et par les préparations d'or, cédèrent complétement aux préparations iodurées, administrées seules à l'intérieur pendant deux mois et demi. Mais, ainsi que l'avait publié en 1826 le Dr Martini, de Lubeck, par cela seul que l'iode avait guéri, l'affection n'était pas syphilitique, mais scrofuleuse, attendu que l'iode n'était pas un médicament antisyphilitique, mais antiscrofuleux; on ajoutait même que c'était un excellent moyen pour distinguer ces affections l'une de l'autre.

M Lucas-Championnière (*Journ. de médec. et de chir. pratiques*, t. 5, page 35 et 36), dans un article clinique sur les divers moyens employés contre la syphilis par Cullerier, dit que ce chirurgien donnait l'iode avec succès dans certains cas de syphilis constitutionnelle. Il est encore plus explicite, dans un ouvrage publié deux ans plus tard : «Nous l'avons vu fondre, en quelques mois, des testicules vénériens qui avaient résisté à l'action des mercuriaux. Il en a été de même d'abcès ou de tubercules de nature douteuse. L'iode est donc un médicament précieux, et il peut remplacer très-avantageusement le mercure dans une foule d'affections syphilitiques anciennes (Recherches pratiques sur la thérapeutique de la syphilis, 1836).» Tout en reconnaissant combien est grande la part que prit Cullerier à la propagation des idées sur l'excellence de l'iode et de l'iodure de potassium comme anti-syphilitiques, il faut convenir qu'il n'employait guère la médication iodurée qu'à titre d'auxiliaire et qu'il n'en avait pas fait une méthode déterminée de traitement. C'est à cette époque que furent connus les résultats que Wallace, médecin de l'hôpital des maladies de la peau de Dublin, obtenait depuis quatre années (1832) avec l'iodure de potassium. Un journal de médecine anglais (*the Lancet*, mars 1836) publia les leçons cliniques du professeur de Jervis-Street, qui établissait ses conclusions sur cent quarante-deux cas comprenant toutes les variétés que peut présenter la syphilis, tant dans ses formes simples que dans ses complications. Il donnait à ses malades (adultes) quatre cuillerées par jour d'une solution contenant huit grammes d'iodure de potassium pour deux cent cinquante grammes d'eau distillée.

En Angleterre, le Dr Williams, dans un mémoire lu en 1834, au collége des médecins de Londres, déclarait que le mercure, souvent si efficace dans un grand nombre de symptômes syphilitiques, était inutile ou nuisible dans les affections osseuses (exostose, carie) de cause vénérienne.

En Allemagne, le Dr Ebers, de Breslau (Medicinische Zeitung, etc., 1836) et après lui le Dr Haselberg et autres, publièrent des faits qui vinrent confirmer ce qu'avait annoncé Wallace.

En France, M. Ricord, qui depuis plusieurs années s'occupait activement de la thérapeutique des affections syphilitiques, appela l'attention (Bull. thér., t. 12, page 241 ; 1837) sur le proto-iodure de fer dans les cas où les toniques doivent être joints à la médication antivénérienne. M. Ricord avait remarqué, plusieurs fois, que l'iodure de fer n'était pas seulement un modificateur du tempérament, mais qu'il améliorait rapidement les ulcérations de la gorge, la carie des os de la face et du crâne, etc., provenant de cause syphilitique. Et à cette époque il possédait déjà des faits nombreux de malades qui avaient vainement été soumis aux spécifiques, et qui avaient éprouvé, par l'iodure de fer, une modification favorable dans leur constitution, la cessation de l'asthénie organique concomitante, et par suite, la guérison prompte et rapide des accidents syphilitiques. Dès cette même année, l'habile syphiliographe de l'hôpital du Midi, ayant eu connaissance des leçons du professeur irlandais sur les effets obtenus avec l'iodure de potassium neutre, se hâta d'expérimenter le nouvel agent, dont il étendit et régularisa l'emploi de la manière la plus heureuse. Ainsi M. Ricord est le premier, en France, qui ait administré l'iodure de potassium à haute dose et sans donner en même temps l'iode ainsi que l'avaient fait Lugol et Cullerier. Il s'attacha surtout à faire connaître quelles étaient les formes de syphilis constitutionnelle qui réclamaient l'usage de l'iodure de potassium, et il avançait que c'était le médicament qui lui avait le mieux réussi, quand les accidents tertiaires existaient seuls (*Bulletin thér.*, t. 17; 1839).

Depuis, la presse médicale eût à enregistrer nombre de faits qui tous ont confirmé ces heureux résultats; en sorte que, aujourd'hui il n'est douteux pour personne que les adversaires les plus puissants à opposer aux différentes formes de la maladie vénérienne, sont fournis par les iodiques.

CHARMETTON. — Essai théorique et pratique sur les écrouelles (Lyon, 1752; in-12). — Id. Traité des écrouelles (Lyon, 1755; in-12).

BAUMÈS (J.-B.-Th.). — Traité sur le vice scrofuleux (Paris, 1786 et 1805; in-8°).

BORDEU (Th.) — Dissertation sur les écrouelles (Paris, 1757; in-12, et prix de l'Académie de chirurgie, t. 3).

BORDEU, FAURE, CHARMETTON, GOURSAUD, MAJAULD et un anonyme. — Mémoires sur les tumeurs scrofuleuses (Prix de l'Académie de chirurgie, 1757, t. 3).

CARMICHAEL (R.). — An essay on the nature of scrofula (Lond., 1810; in-8°).

HUFELAND. — Ueber die Natur, Erhenntnissmittel und Heilard der Skrofel krankheit (Berlin, 1785 et 1819; in-8°, traduit en français par Bousquet, sous ce titre: Traité de la maladie scrofuleuse (Paris, 1821).

LEROYER (A.) et DUMAS (J.-A.), — Rech. pharm. sur l'iode (Bulletin de la Société d'émulation, février, 1812).

GAY-LUSSAC. — Travaux chimiques sur l'iode (Annales de chimie, 1812 et 1815).

FODÉRÉ. — Traité du goître et du crétinisme (Paris, an VIII; in-8°).

GAULTIER DE CLAUBRY (H.) — Recherches sur l'existence de l'iode dans les plantes marines (Annales de chimie et de physique, 1815).

LEPELLETIER (de la Sarthe). — Traité complet de la maladie scrofuleuse (Paris, in-8°; 1818).

COINDET. —(Bibliothèque universelle de Genève, tomes 14 (1820) et 16 (1821); Archives générales de médecine, t. 2).

Considère le goître comme une des formes de la scrofule et est naturellement conduit à essayer l'iode dans les autres affections strumeuses, l'engorgement des ganglions du cou, du mésentère, les tumeurs blanches, etc.

Tente l'emploi de l'iode dans l'aménorrhée, après avoir observé une plus grande abondance des règles, chez les femmes soumises au traitement iodique.

Baup. — Observations sur les effets de l'iode contre le goître (Bibliothèque universelle de Genève, 1821, p. 304; et bibliothèque thérapeutique de Bayle, t. 1).

Gimelle. — Observations sur l'emploi de l'iode contre le goître, la scrofule, la leucorrhée, les dartres (Revue médicale, 1821, t. 6).

Brosserio. — Sur l'usage de l'iode contre le goître (Rép. méd. chir., Turin, 1822).

Graeffe (C.-F.). — Indications de l'iode contre le goître (Nouveau journal de médecine, 1822, t. 13 p. 222).

Brera. — Saggio clinico sull' iodio, etc. (Padoue, 1822; 1 vol. in-8°).

Répète en grand les expériences de Coindet sur le goître, la scrofule et l'aménorrhée.

Sablairolles. — Observations sur l'heureux emploi de l'iode dans le traitement des scrofules et de la leucorrhée (Nouvelle bibliothèque médicale, t. 2, p. 185, 1823).

Bolut. — Dissertation sur l'iode (Thèses de Paris, 1823).

Kolley (J.-G.). — Sur l'emploi de l'iode (Journal complémentaire, t. 17, p. 307, 1823).

Janson (Archives générales de médecine, t. 6, p. 77), et Angelot (*ibid.* t. 12, p. 135), confirment les expériences de Coindet et Brera sur le goître.

Zinck (C.) — Observations sur l'emploi abusif de l'iode, etc. — *Id.* Considérations sur l'iode. — *Id.* Sur deux cas d'empoisonnement par l'iode (Journal complémentaire, 1824).

Tompson traita cinq malades atteintes de kystes de l'ovaire par la teinture d'iode administrée à la dose de 60 gouttes par jour, en trois fois; trois de ces malades furent guéries (Elements of materia medica and therapeutici).

Benaben. — Observations sur l'emploi de l'iode dans plusieurs maladies. — Favorable au traitement des scrofules par l'iode (Revue médicale, t. 4, p. 83, 1824).

Eusèbe de Salles. — Emploi de l'iode contre divers symptômes de la maladie vénérienne (Revue médicale, t. 19, p. 193, 1824. Voy. Bayle).

Schmidt. — Accidents produits par l'iode (Hufeland's journal, 1824; Bulletin des sciences médicales, t. 4, 1825).

Bonnet. — Injections iodées (Traité des maladies articulaires).

Carro (Jean de). — Lettres sur l'emploi de l'iode (Bibliothèque de Genève, t. 17 et 18. Voy. Bayle).

Delisser. — Observations de scrofules et de cancers traités par l'iode (The Edinburgh journ.).

FIFE. — Expériences sur les plantes qui contiennent de l'iode (Annales de chimie et de physique, t. 12).

FORGET. — Recherches cliniques sur le traitement du rhumatisme par l'iodure de potassium (Bulletin de thérapeutique, t. 25, p. 8).

GAIRDNER (W.) — Recherches sur les effets de l'iode, principalement dans le goître, les scrofules et les maladies tuberculeuses (Revue médicale, t. 1, p. 490).

BUISSON. — Essai sur l'iode (Thèses de Paris, 1825).

MANSON. — Recherches sur les effets de l'iode, etc. (Londres, 1825.) Favorable au traitement des scrofules par l'iode.

LOCHER-BALBER. — Observations sur les effets thérapeutiques de l'iode dans la céphalalgie, etc. (Revue médicale, 1825, t. 8.)

DEVERGIE (A). — Mémoire sur l'empoisonnement par l'hydriodate de potasse (Archives générales de médecine, 1826).

NESSE-HIL. — Observations sur les effets de l'iode dans un cas d'ulcère cancéreux (Archives générales de médecine, 1826; t. 12).

BOULLAY (P). — Mémoire sur les iodures doubles (Annales de chimie et de physique, 1827).

GIBERT. — Note sur l'usage thérapeutique de l'iodure de mercure et de potassium (Bulletin de thérapeutique, t. 26, p. 412).

MENON. — Essai sur l'iode (Thèses de Paris, 1827).

DAY (H). — Teinture d'iode contre les engelures (Lancette française, 1828; t. 1, p. 304).

GENDRIN. — Traitement de la goutte par les préparations d'iode (Journal général de médecine, 1828; t. 103, 104, 105).

NEUMANN. — Effets pernicieux de l'iode à trop hautes doses (Rut's Magaz. Archives générales de médecine, 1828; t. 17).

VALENTIN, de Nancy, préconise l'éponge calcinée contre la goutte (Journal général de médecine, t. 104). M. GENDRIN vante beaucoup l'emploi externe et interne de l'iode dans la goutte aiguë et chronique (Journal général de médecine, septembre 1828).

MONTAULT. — Observations sur l'emploi de l'iode dans le traitement de la goutte et du rhumatisme (Journal général de médecine, 1829, t. 107).

PELLETAN. — Notes sur l'emploi des préparations d'iode (Journal de chimie médicale, 1829; t. 5).

C. SCUDAMORE. — Observations démontrant l'action curative des inhalations d'iode et de ciguë dans la phthisie pulmonaire et plusieurs autres maladies des voies aériennes (1 vol. Londres, 1830, et London medic. gaz., vol. 8, 15, 25).

MURRAY. — Dissertations sur l'influence de la chaleur et de l'humidité, avec des observations pratiques sur l'inhalation de l'iode et diverses autres vapeurs dans la phthisie, le catarrhe, le croup, l'asthme et autres maladies (1 vol. in-8°, Londres, 1830, analysé dans les Archives générales de médecine, t. 25, p. 594; 1831).

DUBOIS. — De l'iode et de ses effets thérapeutiques (Bulletin de thérapeutique, 1831; t. 1, p. 228). — Considérations sur l'iode et Exposé succinct du traitement de Lugol.

BIETT (B.) — Considérations pratiques sur l'emploi du proto-iodure de mercure dans le traitement des syphilides (Bulletin thérapeutique, t. 1, 269, 1831). L'auteur expose comment les iodures de mercure ont été introduits dans la thérapeutique, il en indique les effets et, en outre, les formes de la syphilis qui cèdent rapidement à cet emploi.

— De l'iode dans le traitement des scrofules; association de l'opium à l'iode dans les cas d'ulcères scofuleux (Bulletin thérapeutique, t. 1, p. 142; 1831).

MIQUEL. — Bulletin thérapeutique, t. 1, p. 375. — Poudre de Sancy; remède contre le goître, approuvé par l'Académie de médecine. Il indique comment le Normand Bazière devint le propriétaire de la poudre antigoîtreuse dont le secret lui fut confié par Mme de Sancy.

ELLIOTSON (J). — Leçons sur l'emploi de l'iode contre les affections chroniques du foie avec hypertrophie (Gazette médicale, 1832, t. 3, p. 880).

TONNELÉ. — Insuccès de l'iode (Transactions médicales, 1833, t. 14).

COURTOIS. — Découverte de l'iode (Bulletin de pharmacie, t. 5, p. 571).

DAUVERGNE. — Des lotions ioduro-sulfureuses dans le *melitagra flavescens* (Bulletin thérapeutique, 1833, t. 5, p. 88).

CONSTANT (T.). — Du traitement employé chez les scrofuleux à l'hôpital des Enfants malades dans le service de M. Baudelocque (Bulletin thérapeutique, t. 6, p. 325). — Études comparatives de différents moyens antistrumeux.

COSTER. — Bons effets de l'iode dans quelques cas d'hydropisies générales et partielles (Bulletin thérapeutique, t. 7, p. 51). — Trois cas de guérison dont l'un par l'iode introduit par la méthode endermique, à cause du mauvais état des voies digestives (anasarque générale).

CARRÉ. — De l'emploi des préparations iodurées contre les tumeurs blanches, les hydropisies articulaires, orchites (Journal des connaissances médico-chirurgicales, 1835).

CLENDINNING. — Mémoire sur l'emploi de l'hydriodate de potasse contre la périostite et le rhumatisme articulaire chronique (Gazette médicale, 1835; t. 3, 2e série, p. 513).

CHANNING, de New-York. — Recherches sur l'iodo-hydrargyrate de potasse. (The american journal of the medical sciences). — Composition chimique et emploi thérapeutique de ce corps.

PEARSON. — Effets de la teinture d'iode dans le squirrhe de l'utérus (Journal des Conn. méd., 1835, t. 3, p. 370).

BOUTIGNY D'EVREUX. — Note sur la préparation du proto-iodure de mercure (Bull. thér., t. 8, p. 80). — Décomposition du calomélas par l'hydriodate de potasse.

MOUCHON. — Un mot sur les iodures de fer liquide et solide (Bullet. thér., t. 10, p. 94).

RICORD. — (Journal des conn. méd.-chir., t. 1, p. 140) a expérimenté l'action résolutive de la teinture d'iode dans le traitement de l'hydrocèle. — Pour 90 gr. d'eau distillée, il met 4, 8, 12 et 24 gram. de teinture : des compresses imbibées de cette solution sont appliquées sur la tumeur, qui disparaît généralement en un mois.

VELPEAU. — Note sur un nouveau traitement de l'hydrocèle (Bulletin thérapeutique, t. 12, p. 117. — Gazette médicale, 2e série, t. 5, p. 201, 1837). — Est le premier qui ait substitué l'injection de teinture d'iode aux injections vineuses dans la cure radicale de l'hydrocèle. — Rapporte 28 cas d'hydrocèles ainsi traitées et guéries.

KOPP et HOPPER DE L'ORME. — Découverte de l'iode dans l'huile de foie de morue (Journal der practischen Heilkunde, mars 1837, et Gazette médicale, Paris, t. 5, n° 1.

FUSTER. — Nouvelles considérations sur l'emploi de l'iode (Bulletin de thérapeutique, 1837, t. 13, p, 139).

MULLER. — Leucorrhée chronique guérie par des frictions iodurées à la face interne des cuisses (Revue médicale, 1837, t. 2, p. 395).

THOMPSON. — Cas de morve (chez un cheval) guéri par l'iode (Gazette médicale, 1837, 2e série, t. 5, p. 669),

DE GRASOURDY DE LYSÈRE. — Dissertation chimique et médicale sur les iodures de fer, de plomb et de mercure (Gazette médicale de Paris, t. 5, 2e série, 1837).

BAUDELOCQUE. — Etudes sur les scrofules (Paris, 1838, in-8°.)

CABISSOL. — Note sur l'emploi de l'iode dans l'hygroma (Bulletin thérapeutique, t. 14, p. 94, 1838).

Onze observations de guérison par les frictions avec une pommade, avec l'iodure de potassium au quart.

ESPÉGEL. — Efficacité de l'iodure de potassium contre les ulcères (Bulletin thérapeutique, t. 25, p. 441).

Hancke. — Action médicamenteuse de l'iode (Gazette médicale, 1839, t. 7, 2e série, p. 61).

Soubeiran. — Sur l'iodure double de mercure et de potassium (Bulletin thérapeutique, t. 16, p. 104).

Combinaison de l'iodure de mercure faisant les fonctions d'acide avec l'iodure de potassium faisant les fonctions de base.

Lafargue (G. V.)—Excellents effets de l'iodure de potassium, administré d'après la méthode de M. Ricord, contre les accidents tertiaires syphilitiques réputés incurables (Bulletin thérapeutique, t. 19, p. 340, 1840).

Dupasquier. — (Bulletin thérapeutique, t. 22, p. 173). — Préparation et conservation par un moyen très-simple d'une solution officinalede proto-iodure de fer, sans mélange de sucre ou d'un autre principe conservateur.

Il insiste sur la différence qui sépare l'iodure de fer du Codex du proto-iodure pur, qui ne peut être substitué au premier que dans les maladies où le sel ferreux est essentiellement nécessaire (chlorose etc.). L'iodure du Codex est préférable dans la scrofule, la syphilis, etc., à cause de l'iode libre.

Ricord. — Bons effets de l'association du mercure à l'iodure de potassium (Bulletin thérapeutique, t. 23, p. 59).

Defuisseaux. — Emploi de la vapeur d'iode dans la phthisie pulmonaire (Annales de la Société de médecine de Gand, juin 1842).

Il fait écouler par minute cinq gouttes de teinture d'iode dans l'eau en ébullition placée dans la chambre du malade. Faits peu concluants.

Bauyer. — De l'emploi de l'iodure de potassium dans le rhumatisme articulaire G(azette médicale de Paris, juillet 1842).

Bonnet, de Lyon. — Mémoire sur les injections iodées dans les hydropisies et les abcès des articulations — (Bulletin thérapeutique, 1842, t. 23, p. 340 et 417).

Velpeau. — Guérison d'une hydropisie de la gaine du jambier postérieur, traitée par l'injection iodée. (Ibid., p. 217).

Rostan. — Iodure de fer dans le diabète sucré (Bulletin thérapeutique, t. 23 p. 377). — Une observation favorable.

Frière de Goldapp. — Squirrhe de la glande mammaire guéri par l'iodure de potassium (Bulletin de thérapeutique, t. 23, p. 357, 1842).

Aubrun. — Rhumatisme articulaire aigu.—Iodure de potassium (Bulletin thérapeutique, 1843, t. 24, p. 77). — Quatre observations peu concluantes.

Rul-Ogez. — Céphalalgie opiniâtre pendant dix ans guérie par l'iodure de potassium (Bulletin thérapeutique, 1843, t. 24, p. 143).

Ne prouve rien, sinon que le malade a pris pendant quatre mois l'iodure de potassium à haute dose (6 grammes par jour) sans éprouver d'inconvénients, excepté du ptyalisme et de l'enchifrènement.

Rul-Ogez. — Symptômes chroniques de rétrécissement de l'œsophage guéri par l'iode de potassium (Bulletin thérapeutique, 1843, t. 24, p. 156).

Il ne sait s'il avait affaire à un symptôme de syphilis, de scrofule ou à un squirrhe.

Bouchacourt. — Traitement de la grenouillette par les injections iodées (Bulletin thérapeutique, 1843, t. 24, p. 351).

Turner. — Préparation de l'iodure de potassium (Bulletin thérapeutique, 1842, t. 24, p. 435).

Seyfer. — Hydrocéphale aiguë (de l'action de l'iode dans l'). — (Bulletin thérapeutique, 1843, t. 24, p. 389).

Guéretin. — Iodure de potassium dans les symptômes tertiaires de syphilis. — (Bulletin thérapeutique, 43, t. 24, p. 472). — Une observation, guérison.

Paul Bernard. — De la conjonctivite rapportée à l'action pathogénique de l'iodure de potassium (Annales d'oculistique, mai 1843). — Histoire complète de cette affection.

Forget. — Recherches cliniques sur le traitement du rhumatisme par quelques remèdes nouveaux (huile de foie de morue, iodure de potassium). — (Bulletin thérapeutique, 1843, t. 25, p. 5).

Velpeau. — Kyste de l'intérieur du bassin guéri par une injection iodée. — (Bulletin thérapeutique, 1843, t. 25, p. 231).

C'est un kyste hématique qu'on a ponctionné par le vagin, et dans lequel on a fait immédiatement une injection de teinture d'iode étendue d'eau. — Guérison après une seule injection. On avait essayé des topiques pendant 18 mois.

Velpeau. — Épanchement hématique dans la bourse séreuse anté-rotulienne. — Guérison par la ponction et l'injection iodée (Bulletin thérapeutique, 1843, t. 25, p. 382). — La résolution fut complète au bout de huit jours.

Marchal de Calvi. — (Thèse de concours pour l'agrégation 1844). — Rapporte une cure radicale d'un kyste de l'ovaire traitée par l'injection d'iode (Ricord).

Payan. — Mémoire sur l'emploi de l'iodure de potassium dans la syphilis (Revue médicale, 1844).

— Essai thérapeutique sur l'iode (1850).

Bricheteau. — Iodure de fer dans la phthisie pulmonaire (Bulletin thérapeutique, 1844, t. 26, p. 311). — Deux observations d'amélioration très-notable.

Gibert. — Note sur l'usage thérapeutique du deuto-iodure de mercure et sur un mode spécial d'administrer ce médicament. — (Bulletin thérapeutique, 1844, t. 26, p. 412).

LISFRANC. — Résolution et disparition de 124 tumeurs gommeuses sur diverses parties du corps, par l'emploi intérieur de l'iodure de potassium et par la compression. — (Bulletin de thérapeutique, 1845, t. 29, p. 558).

Au bout de huit mois il ne restait plus que 40 tumeurs gommeuses, qui ont elles-mêmes diminué de volume.

GAUTHIER. — De l'iodure de potassium contre les affections syphilitiques (Lyon et Paris, 1845, in-8°).

ROUX (J). — Des injections iodées dans les hydarthroses (Gazette médicale, 1845, t. 13, p. 638).

MILCENT. — Dissertation sur les scrofules (Thèses de Paris, 1846).

SÉGUIN. — Emploi de l'iodure de potassium dans les fièvres intermittentes rebelles (Bulletin thérapeutique, 1846, t. 21).

LEGROUX. — OEdème de la glotte grave. — Guérison en quelques jours par l'iodure de potassium (Bulletin thérapeutique, 1846, t. 30, p. 301).

On avait remarqué à la gorge quelques cicatrices présumées syphilitiques. La guérison fut extrêmement rapide.

BOUCHARDAT et STUART-COOPER. — Action physiologique du chlorure, du bromure et de l'iodure de potassium (Gazette médicale, 1846, 3e série, t. 1).

LUGOL. — Emploi des injections iodées dans les abcès froids.

M. Lugol emploie en outre l'iode comme collyre dans les opthmalmies scrofuleuses. Mais pour lui le traitement local n'est que secondaire ; le traitement interne peut seul s'attaquer au vice scrofuleux.

GUÉRARD. — Tuméfaction énorme de l'orbite, de la joue et de la moitié du front, guérie en peu de jours par l'iodure de potassium (Bulletin thérapeutique, 1846 t. 31, p. 227).

M. Guérard trouva chez cette malade des antécédents syphilitiques ; l'aspect de l'engorgement était spécifique.

RAYNAUD. — Bons effets de l'iodure de potassium dans un cas d'œdême de la glotte de nature syphilitique. — (Bulletin thérapeutique, 1846, t. 31, p. 369).

— Aménorrhée guérie par l'administration de la teinture d'iode (Bulletin thérapeutique, 1847, t. 32, p. 62).

Les règles étaient supprimées depuis trois ans ; on lui prescrit un julep gommeux avec addition de 1 gramme de teinture d'iode ; le soir même les règles reparaissent.

GAUTHIER, de Lyon. — Observation de maladie syphilitique extrêmement grave, qui n'a pu être guérie que par l'iodure de potassium à très-fortes doses.

Traitement sans résultat par l'iodure de potassium à doses faibles, soit seul, soit associé à la médication mercurielle; guérison en deux mois et demi par le traitement par l'iodure de potassium à haute dose (8 grammes par jour).

ELWARD MONKI. — Aphonie datant de 5 mois guérie par les vapeurs d'iode et l'usage interne du bi-sulfate de quinine et de l'acide iodique (Bulletin thérapeutique, 1847, t. 33, p. 159).

Inhalations pendant quinze minutes deux fois par jour; en vingt jours la voix était naturelle. Il est impossible de dire à quoi était due cette aphonie.

ROBERT, de Beaujon. — Fistule à la région du cou guérie par les injections iodées. (Bulletin thérapeutique, 1847, t. 33, p. 247).

RODET, de Lyon.—Accidents qui peuvent résulter de l'emploi de l'iodure de potassium et moyens de les prévenir (Bulletin thérapeutique, 1847, t. 33, p. 483).

RIVAUD-LANDRAU. — De la teinture d'iode en collyre pour activer la résorption de l'hypopyon (Union médicale, sept. 1847). — 12 gouttes pour 70 grammes d'eau distillée.

RUL-OGEZ.—Ascite asthénique chronique guérie par une injection iodée dans la cavité peritonéale (Bulletin thérapeutique, 1848, t. 34, p. 215).

Enfant de sept ans. 3 onces d'eau } en injection
3 gros teinture d'iode }

donnèrent lieu à des douleurs péritonéales qui disparurent cinq ou six jours après, et à un léger épanchement qui disparut également.

LEROY-DESBARRES. — Empoisonnement par la teinture de colchique traité par l'eau iodée; guérison (Bulletin thérapeutique, t. 94, p. 497, 1848).

JOBERT. — Abcès enkysté; injection de 150 gr. de teinture d'iode pure; guérison. Une première injection le 11 avril, une seconde le 13 juin, après récidive : guérison le 4 juillet (Bulletin thérapeutique, t. 35, p. 32).

FROMONT. — Granulations palpébrales traitées par la teinture d'iode (Bulletin thérapeutique, 1848, t. 35, p. 236).

BRAINARD. — Exemple de spina bifida traité avec succès par les injections d'iode (Medical times, octobre 1848; Bulletin thérapeutique, 1848, t. 35, p. 476). Une observation très-bonne.

— Cas d'ivresse iodique à la suite d'un traitement prolongé, malgré le début des accidents prolongés. Élimination tardive de l'iode : démence, mort (*Arch. méd. milit.*, février 1848).

MULLER. — Chorée dite scrofuleuse traitée par l'iodure de potassium (Bulletin thérapeutique, t. 34). Deux observations de guérison en un mois.

ABEILLE. — Mémoire sur les injections iodées (Revue médicale de Paris, 1849).

Boinet. — De la valeur des injections iodées dans la thérapeutique chirurgicale (Gazette médicale, 1849, 3e série, t. 4, p. 596).

Lebert. — Traité des tubercules et des scrofules (Paris, 1849; in-8°).

Dorvault. — Considérations chimiques sur l'emploi de l'iodure de potassium dans les empoisonnements métalliques (Bulletin thérapeutique, 1849, t. 36, p. 261).

Jaegerschmits. — Bons effets du sirop de deuto-iodure de mercure ioduré, et de l'iodure de potassium dans les accidents syphilitiques constitutionnels (Bulletin thérapeutique, 1849, t. 36, p. 75).

Allison. — Cure de kyste ovarique par l'injection iodée (Journal des connaissances médico-chirurgicales, août 1849).

Leriche. — Traitement de l'ascite par les injections iodées (Union médicale, février 1850).

Seguin. — Teinture d'iode contre les fièvres intermittentes rebelles (Bulletin thérapeutique, t. 31, p. 179).

Dorvault. — Monographie des iodiques (Paris, 1850; in-8°).

Macario. — Efficacité des inhalations iodées dans un cas de phthisie pulmonaire (Bulletin thérapeutique, 1852, t. 40, p. 27).

Emploi simultané des inhalations iodées et l'iodure de fer à l'intérieur. Selon l'auteur, l'iode guérit en cautérisant les ulcérations des poumons, et comme altérant de toute l'économie.

Abeille. — Injection iodée pratiquée avec succès dans un cas d'hydro-épiplocèle (Gazette des hôpitaux, 1851).

Costes. — Deux nouveaux faits d'hydropisie ascite traités par les injections iodées, dont l'un avec succès (Journal de médecine de Bordeaux, mai 1851).

Vacca. — Emploi des frictions iodées dans le traitement de la péritonite puerpérale.

Gérard. — Emploi de l'iodure de potassium dans certaines sciatiques et quelques rhumatismes de cause spécifique. — Trois observations de guérison (Bulletin thérapeutique, t. 42).

Costes. — Injections iodées dans l'ascite (Bulletin thérapeutique, 1851, t. 40, p. 518.)

Deux observations, dont un cas de guérison.

Martin-Solon. — Il conseille l'application de la teinture d'iode sur l'abdomen contre l'ascite (Dictionnaire de médecine pratique, t. 10, p. 519).

Thompson. — De la substitution de l'huile iodée à l'huile de foie de morue dans le traitement de la phthisie pulmonaire (Bulletin thérapeutique, 1852, t. 43, p. 11).

Philippeaux. — Considérations pratiques sur les effets de l'iode absorbé par les surfaces externes (Bulletin thérapeutique, 1852, t. 43, p. 19 et p. 62).

Hannon. — Douches de vapeur d'iode et applications topiques d'iode (Bulletin thérapeutique, 1852, t. 43, p. 137).

On met de 0,25 à 1 gramme d'iode dans un sachet placé sur la partie malade, laquelle est entourée d'ouate; l'iode, ainsi appliqué, agit avec une rapidité extrême. Au bout de quelques jours, l'irritation générale est très-sensible; la peau est devenue chaude, etc. Il l'a employé surtout contre les goîtres et les adénites strumeuses. Les douches n'atteignent que les parties malades.

Boinet. — De la cure radicale de l'hydropisie enkystée de l'ovaire par les injections iodées (Bulletin thérapeutique, 1852, t. 43, p. 161).

Deux observations.

La composition des injections iodées varie selon les cas.

Il commence par ponctionner le kyste, puis il y laisse une sonde à demeure.

Lavages, injections répétées.

Le kyste revient peu à peu sur lui-même.

Oré (Cyprien). — Des injections iodées dans l'ascite (Bulletin thérapeutique, t. 43, p. 241).

Cinq observations :

L'injection iodée agit dans l'ascite en produisant une péritonite moins grave que la péritonite spontanée et qui donne lieu à des adhérences, etc. Il ne croit pas, comme M. Boinet, que l'iode ait une action spéciale propre à établir l'équilibre entre l'absorption et l'exhalation.

Effets consécutifs des injections iodées.

Malgré la présence de fausses membranes à l'autopsie, il n'y a eu, après l'injection iodée, aucun trouble digestif.

Lorsque l'ascite est symptomatique d'une maladie du cœur, du foie, de la rate, le malade ne peut retirer aucun avantage de l'injection iodée.

Quand elle est idiopathique ou consécutive à une péritonite, alors les injections sont utiles.

Rottemburg. — Ganglion traité par l'emploi topique de l'iode aidé de la compression (Bulletin thérapeutique, 1852, t. 43, p. 375).

Blasius. — Fractures non consolidées traitées avec succès par l'emploi topique de l'iode (Bulletin thérapeutique, 1852, t. 43, p. 491).

Trois cas de guérison.

Eimer. — Lavements iodés dans la dysenterie (Bulletin thérapeutique, 1852, t. 43, p, 473).

Bernedat. — Épanchement pleurétique considérable guéri par l'usage d'une pommade iodée appliquée en pansement sur la surface d'un vésicatoire (Bulletin thérapeutique, 1853, t. 44, p. 88).

Épanchement récent; quarante jours après, la résorption est complète.

Dechamp. — Emploi de l'iodoforme comme antiseptique et antimiasmatique (Bulletin thérapeutique, 1853, t. 44, p. 265).

Ce n'est pas un désinfectant, mais un corps aromatique qui masque une mauvaise odeur. S'il était désinfectant, il décomposerait l'hydrogène sulfuré.

Aran. — Bons effets de l'administration, à l'intérieur, de la teinture d'iode dans le traitement de la fièvre typhoïde (Bulletin thérapeutique, 1853, t. 44, p. 272).

C'est à la période avancée de la maladie, et lorsqu'il y avait beaucoup de dévoiement, qu'il emploie de 15 à 30 gouttes de teinture dans les vingt-quatre heures.

Huit malades, ainsi traités, sept guérisons.

Musizzanno. — Paralysie avec atrophie des membres inférieurs ; guérison par l'huile de foie de morue (Bulletin thérapeutique, 1852, t. 45, p. 42).

— Effets remarquables de la teinture d'iode contre la salivation mercurielle (Bulletin thérapeutique, t. 44, p. 467).

Rabourdin. — Essai sur le dosage de l'iode dans les substances organiques à l'aide du chloroforme (Journal de pharmacie, 3e série, t. 19, p. 13, 1851).

Magnes-Lahens. — De l'iodure d'amidon soluble et du sirop du même nom (Journal de pharmacie, 3e série, t. 19, p. 243, 1851).

Chatin. — Présence de l'iode dans l'air et absorption de ce corps dans l'acte de la respiration animale (Journal de pharmacie, t. 19, p. 421, 1851).

Pierquin. — Dictionnaire de Mérat et de Lens, t. 3, p. 635. — Emploie avec succès l'iodure de fer dans la leucorrhée.

Nicolls. — Efficacité de l'iode dans la guérison des cicatrices, suites de brûlures (Bulletin thérapeutique, 1853, t. 45, p. 423).

Monod et Duplay. — Kystes guéris par les injections d'iode (Archives générales de médecine, février 1853).

Philipeaux. — De la valeur des injections dans les ascites (Bulletin thérapeutique, t. 45, p. 145 et 298).

Chassaignac. — Hydrorachis chez un enfant de cinq mois, offrant à la partie inférieure de la colonne vertébrale les traces de l'hydrorachis actuellement guéri par l'injection iodée (Bulletin thérapeutique, 1853, t. 45, p. 68).

Decaisne. — Mémoire sur l'emploi de l'iodure de potassium dans les maladies saturnines accompagnées de rétrécissement des doigts (Académie de médecine de Belgique, séance du 29 octobre 1853). — Paralysie des extenseurs.

Aran. — Pleurésie chronique avec épanchement purulent, traitée avec succès par la thoracentèse et l'inject. iodée (Bull. thér., 1853, p. 54).

Norris (Écosse). — Sur l'emploi de la teinture d'iode en applications topiques dans l'érysipèle et la péritonite puerpérale (Bulletin thérapeutique, 1853, t. 45, p. 172).

1° L'emploi topique de l'iode dans l'érysipèle paraît exercer une action spécifique.

2° Ses bons effets sont d'autant plus prompts que l'application est faite à une période moins avancée de la maladie.

3° Il faut insister jusqu'à la convalescence sur les applications d'iode, dès que la couche précédente est vaporisée.

4° L'iode agit localement en déterminant l'absorption rapide de l'exsudation dans le tissu aréolaire, etc.

Dans la fièvre puerpérale, même adynamique, l'application d'une couche d'iode, répétée deux fois par jour, ne présente aucun danger.

Elle est utile, ne serait-ce qu'à titre de révulsif.

Il croit en outre à une influence spéciale.

Boinet. — Injections iodées contre les fistules à l'anus (Gazette médicale de Paris, n° 53, 1853, et n° 1, 1854).

Artaud. — Quelques mots sur l'emploi de l'iodure de fer (Revue thérapeutique du Midi, 1853).

Barlow. — Chorée hystérique traitée avec succès par le sirop d'iodure de zinc (the Lancet, décembre 1853).

Handfield (John) — Bons effets de l'iodure de potassium dans certains cas de rhumatisme chronique (Assoc. med. journ, 1853, et Bulletin thérapeutique, p. 331, 1854).

Bonnecaze. — De l'emploi thérapeutique de l'iode (Thèses de Paris, 1853).

Curie. — Des injections iodées dans les cavités closes et dans les abcès (*Ibid.*, n° 123).

Caviole. — Essai sur les principales applications de l'iode et de ses composés les plus importants dans les maladies médicales et chirurgicales (*Ibid.*, n° 241.)

Chopin (Charles). — De la valeur des injections iodées dans les abcès symptomatiques d'une altération ossseuse ou abcès par congestion (Thèses de Paris, n° 7, 1854).

Algay (Hippolyte). — Des injections iodées comme méthode générale de traitement dans les maladies chirurgicales et quelques affections internes (Thèses de Paris, n° 181, 1854).

Chapel (Louis). — Observations et réflexions sur un abcès symptomatique d'une altération osseuse du grand trochanter et des dernières vertèbres dorsales, traité par les injections iodées et l'iodure de fer; mort (Moniteur des hôpitaux, 1re série, t. 2, p. 708, 1854).

ANCIAUX. — Fumigations iodées, poudre d'amidon iodurée et sparadrap ioduré dans le traitement des ophthalmies et de certains engorgements chroniques (Presse médicale belge, n° 19, 1854).

RODOLFO RODOLFI. — Valeur thérapeutique des injections iodées dans la cavité péritonéale (Gaz. médic. ital. lombard., n° 15. Gazette hebdomadaire, n° 35, 1854).

SOCQUET et GUILLIERMOND. — Note clinique sur l'emploi des préparations iodotanniques dans diverses maladies (Gazette hebdomadaire, n° 36, 1854).

SWIET. — Traitement des accidents saturnins au moyen de l'iodure de potassium (New-York medic. Times, vol. 3, n° 5, p. 145, 1854).

BARRÈRE. — Moyen très-simple d'administrer les vapeurs d'iode (Gazette médicale de Toulouse, juin 1854).

COLLONGUE. — Abcès par congestion traités par les injections iodées (Gazette médicale de Toulouse, juin 1854).

SINOGOWITZ. — L'iode comme contre-poison de la belladone (Medicinische Zeitung Herausgeg. v. d. Vereine J. Heilkunde in Preussen, n° 15, 1854).

DECHAMBRE. — État de la science sur la question du traitement de la phthsie pulmonaire par les respirations de vapeurs d'iode (Gazette hebdomadaire, n° 21), 1854).

STRUMPF. — De l'éther iodhydrique (Medicin. Zeit. v. Preussen, n° 5, 1854).

SOCQUET et GUILLIERMOND. — Note sur une nouvelle combinaison de l'iode et sur son application en médecine (Gazette médicale de Lyon, n° 4; Gazette hebdomadaire n° 22, 1854).

BARRIER. — De l'emploi de la solution iodotannique en chirurgie et de son action coagulante sur le sang (Gazette médicale de Lyon, n° 1; Gazette hebdomadaire, n° 22, 1854).

PIACHAUD. — Spina bifida guérie par les injections iodées (Bulletin thérapeutique, 15 février 1854).

DESCHAMPS. — Sur l'huile de proto-iodure de fer (Bulletin thérapeutique, 28 février 1854).

FICINUS. — Hydropisie de l'ovaire gauche guérie par la teinture d'iode administrée à l'extérieur (Allegemeine medic. centr. Zeit., n° 2, 1854; Gazette hebdomadaire, n° 27, 1854).

CRAWFORD (James). — Application topique de la teinture d'iode dans la variole (Medic. exam.; New-York medic. Times, 1853; vol. 3, n° 4, p. 140; Gazette hebdomadaire, n° 28, 1854).

TOTT. — L'iodure de potassium contre la dyscrasie compliquée et les affections pseudosyphilitiques (Deutsche Klinik, n° 14, 1854).

Strumpf.— L'iode et l'iodure de potassium dans les ophthalmies (Medic. Zeit. in Preussen, n° 13, 1854).

Outram. — Élimination du plomb par l'iodure de potassium (New-York medic' Times, vol. 3, n° 4).

Bienfait. — De l'emploi de la solution d'iodure de potassium en injections dans les cavités suppurantes (Gazette hebdomadire, n° 32, 1854).

Socquet et Guilliermond. — Combinaison de l'iode et du tannin (Gazette médicale de Lyon, n° 3, 1854).

Courtin. — Abcès ganglionnaires, injections iodées (Gazette médicale de Srasbourg, n° 3, 1854).

Borelli. — Grenouillette guérie par l'injection de teinture d'iode (Gaz. medic ital. sard., n° 1, 1854).

Philippeaux.— Abcès par congestion guéri par les injections iodées (Bulletin thérapeutique, janvier 1854).

Desgranges. — Étude comparative de la teinture iodo-tannique et du perchlorure de fer (Gazette médicale de Lyon, n° 5, 1854).

Leriche. — Emploi intérieur de la teinture d'iode dans certaines affections thoraciques (Gazette médicale de Lyon, n° 6, 1854).

Blondin. — Observation de phthisie scrofuleuse au troisième degré, guérie en quarante-cinq jours par l'iodure de potassium, etc. (Revue thérapeutique du Midi, n° 12, 1854).

Perosino. — Sur les injections d'iode répétées (Gaz. medic. ital. sard., n° 26, 1854).

Boinet. — Usage externe de l'iode (Revue médicale française et étrangère, 15 mai 1854).

Lebert. — Remarques sur la cachexie iodée (Bulletin thérapeutique, 30 juin 1854).

Les accidents de la cachexie seraient dus à la résorption trop rapide des éléments hypertrophiques de la glande thyroïde, au passage brusque de ces matières dans le sang; ce serait enfin un empoisonnement thyroïdien.

Putégnat.—Recherches sur la valeur thérapeutique de l'huile de proto-iodure de fer (Journal médical de Bruxelles et Moniteur des hôpitaux, 15 août 1854).

CHAPITRE II.

EFFETS PHYSIOLOGIQUES ET PATHOGÉNIQUES.

Les considérations physiologiques, dans lesquelles nous allons entrer, nous paraissent indispensables pour établir sur des bases rationnelles les applications thérapeutiques de la médication iodée. Inutile d'ajouter que cette physiologie sera essentiellement pratique, et qu'elle aura spécialement pour but de faire mieux comprendre les indications que doit remplir l'iode.

Introduit à l'état élémentaire dans l'économie, l'iode n'agit qu'autant qu'il est combiné avec les alcalis qu'il rencontre dans nos humeurs. Dans l'estomac, il est rapidement converti en acide iodhydri que. « Administrez à un chien de l'iode à l'état simple, et examinez après un court intervalle, vous n'en trouverez plus un atome à l'état libre ; le tout sera transformé en acide iodhydrique » (Wallace, O' Sanghnessey).

Selon le Dr Buchanan, de Glascow, la série effrayante de symptômes décrits par les physiologistes sous le nom d'*iodisme* doivent être rapportés à l'acide iodhydrique formé dans l'estomac, et qui s'absorbe avec une extrême facilité. Quant à l'iode pur, il agit comme irritant corrosif, enflammant les tissus sur lesquels il est appliqué, et se combinant chimiquement avec eux. A cet état, il n'est pas absorbé et ne peut se mêler aux fluides en circulation. La connaissance de ces faits nous servira plus tard à légitimer la préférence qu'on doit accorder à telle ou telle préparation.

Les iodiques, et l'iodure de potassium en particulier, ont une action très-prononcée sur les sécrétions, qui sont excitées et activées sous leur influence. Une fois dans l'organisme, ils manifestent leur présence par des phénomènes d'autant plus intéressants à étudier, que la plupart de leurs propriétés thérapeutiques en dérivent. Mais il arrive quelquefois que ces phénomènes, soit à cause du mode d'administration, de la dose ou de conditions individuelles, etc., dépassent les limites physiologiques, et sont remplacés par des accidents plus ou moins graves, qu'il importe au praticien de connaître quand il n'a pas su les prévenir.

La physiologie de ces médicaments, telle que je la considère ici, comprendra donc nécessairement leur pathogénie, c'est-à-dire des effets physiologiques exagérés. Cependant nous réservons pour un article à part, sous le nom d'*accidents*, les effets pathogéniques dont l'intensité est telle, qu'ils peuvent compromettre l'existence, et qui réclament un traitement énergique, au lieu de céder généralement par la suspension du remède comme les premiers.

Nous croyons devoir exposer ces phénomènes d'après l'ordre suivant :

Action sur la peau.

Les applications locales d'iode déterminent sur la peau des phénomènes assez curieux qui varient, du reste, selon qu'on emploie ce métalloïde en vapeur, en teinture ou en pommades.

Nous l'avons administré en vapeur, en nous entourant de toutes les précautions recommandées par M. Hannon (*Presse médicale belge*, juillet 1852), et nous n'avons pas à nous féliciter de ce moyen. Les malades ont accusé de vives douleurs ; l'épiderme a été rapidement noirci et soulevé par de la sérosité, et, dans quelques cas même, le derme s'est enflammé ; il n'y a pas eu absorption, et par conséquent aucun des avantages que M. Hannon dit avoir obtenus (voyez chapitre 6).

Quand la peau est saine, la teinture d'iode ne produit que des démangeaisons peu vives et une certaine chaleur qui cesse bientôt ; en outre, les premières applications surtout amènent un sentiment de tension qui incommode momentanément les malades : la peau devient jaune, puis brune, et presque noire ; elle se tanne, se ride, se fendille et se détache en écailles plus ou moins étendues, plus ou moins épaisses. Jamais la teinture d'iode ne détermine d'inflammation vive ni d'érysipèle, même chez les femmes et chez les personnes dont les téguments sont fins et délicats.

La pommade d'iodure de potassium iodée peut amener dans certaines régions, et selon que la dose d'iode est plus ou moins forte, de légers picotements et des éruptions insignifiantes. Si, après avoir frictionné une partie, on la recouvre d'un cataplasme de fécule, celle-ci prend une teinte bleuâtre caractéristique.

Nous verrons plus tard que les cataplasmes sont avantageusement remplacés par des moyens beaucoup plus favorables à l'absorption. M. Righini (*Journ. de chim. méd.*, juillet 1846) a fait l'expérience suivante avec un appareil électro-moteur composé de vingt couples. Il appliqua les pôles de chaque côté d'une tumeur soumise aux frictions iodurées, et, vingt minutes après que le courant eut été établi, il observa une coloration bleue manifeste sur la gelée d'amidon qui recouvrait le pôle positif de la pile. Douze heures après la friction, la coloration blanche de l'empois ne changea pas.

L'enveloppe cutanée est facilement impressionnée par l'iodure de potassium. Il n'est pas rare, en effet, de voir se manifester chez les malades qui y sont soumis une surexcitation qui se traduit par des picotements, de la chaleur, de la rubéfaction, et même par des éruptions se rapportant surtout à l'acné simplex. Il y a toutefois cette différence que le siége habituel de l'acné est le plus ordinairement franchi, et que les boutons se rencontrent aussi bien sur toute la surface du corps que sur la face et sur les épaules.

L'iodure de potassium peut encore occasionner, selon les prédispositions, différentes maladies de la peau. Ainsi M. Ricord a vu se développer tantôt un eczéma, un érythème, un herpès, un impétigo, tantôt et plus rarement des bulles de rupia. Enfin il observa quelques cas de *purpura hemorrhagica*, dont l'un se montra chez une dame «qu'il vit conjointement avec M. le professeur Cruveilhier, et chez laquelle l'iodure de potassium, qui avait produit des effets miraculeux dans un cas de syphilis tertiaire des plus graves, détermina, vers la fin de la cure, une éruption pétéchiale des membres inférieurs, du reste sans aucune espèce de gravité» (Ricord, loc. cit., t. 23, p. 162).

Les connaissances pratiques qui découlent de la connaissance des effets de l'iodure de potassium sur le derme sont de la plus haute importance. Ainsi, on devra retarder momentanément l'administration du sel iodique chez les malades qui auraient déjà des éruptions analogues ou des prédispositions qui ne manqueraient pas de se développer sous l'influence de l'excitation médicatrice. Ensuite on évitera de confondre ces éruptions avec les accidents cutanés auxquels on voudrait naturellement opposer le médicament. Il est d'ailleurs un excellent caractère qui permet de les distinguer de celles qui seraient engendrées par d'autres causes : c'est leur rapide disparition dès qu'on a suspendu le traitement.

La sécrétion sudorale est en général activée et renferme l'iode, comme les différents produits secrétés. Notre excellent maître, M. Cazenave, fut témoin d'un phénomène singulier et tout à fait remarquable auquel donna lieu la teinture d'iode administrée à l'intérieur. «L'année dernière (*Journ. hebd. de méd.* du 26 décembre 1829), M. Biett fit prendre en même temps la teinture d'iode à deux malades atteints de l'éléphantiasis des Grecs ; l'un était un adulte chez qui la lèpre tuberculeuse avait déjà fait de terribles progrès. Le traitement eut peu d'effet sur la maladie : il succomba, quelque temps après, à une pneumonie aiguë accidentelle. L'autre était un jeune homme dont l'éléphantiasis ne datait encore que de peu de temps, quoiqu'il se manifestât déjà par quelques symptômes fâcheux. Il guérit entièment. Mais, chez l'un et chez l'autre, il se manifesta à plusieurs reprises de larges bulles remplies d'une sérosité sanguinolente qui se déchirèrent et laissèrent après elles des ulcérations quelquefois assez longues à se cicatriser. Ce phénomène nous semble présenter beaucoup d'intérêt et démontrer d'une manière bien évidente l'action de l'iode sur la peau. »

Action sur le tube digestif.

Quand on a fait usage pendant quelque temps d'une solution un peu concentrée d'iodure de potassium, le mucus buccal est dissous et la muqueuse ne se trouvant plus lubréfiée, devient le siége d'une certaine sécheresse. Un autre phénomène déterminé par le même sel, est une salivation particulière, un ptyalisme qui peut être aussi considérable que le ptyalisme mercuriel le plus prononcé (Ricord). Il est très-important à connaître afin de ne pas le confondre avec ce dernier, dans le cas surtout où un traitement mercuriel est administré avec l'iodure de potassium. Le ptyalisme iodique ressemble beaucoup à celui des femmes enceintes; la salive, qui est peu visqueuse, est surtout le produit d'une sorte de régurgitation. Il n'y a ni inflammation, ni cette tendance à l'ulcération qui est un des caractères propres à la stomatite mercurielle. Les glandes salivaires sont le siége d'un sentiment de tension qui peut se prolonger dans les muscles masticateurs, mais elles ne sont pas gonflées. La bouche n'exhale aucune odeur, et les malades disent que leur salive est salée, ou qu'elle a le goût du médicament. C'est dans les cas de ce genre qu'il est facile de constater la présence de l'iode dans ces liquides qui altèrent du reste les crachoirs en cuivre des hôpitaux.

La soif est parfois augmentée, mais le plus ordinairement c'est l'appétit; les fonctions digestives s'exécutent avec une perfection inaccoutumée; les forces reprennent de l'énergie; en un mot, l'organisation devient le siége d'une activité vitale, qui a été notée par tous ceux qui ont expérimenté l'iodure de potassium. L'embonpoint en est la conséquence la plus ordinaire. On l'obtient au moins aussi rapidement avec l'iodure de fer qui ne produit pas les mêmes effets pathogéniques.

Mais il est des circonstances dans lesquelles l'iodure de potassium, confié aux voies digestives, ne peut pas être toléré. C'est ainsi que certains malades, au lieu d'éprouver une excitation favorable et modérée, sont pris d'une véritable phlegmasie, soit de l'estomac, soit de l'ensemble du conduit alimentaire. Un autre effet plus fréquent et plus remarquable, signalé par M. Ricord (*Bull. th.*, t. 17, p. 25), consiste en une douleur ayant son siége dans le grand cul-de-sac de l'estomac. Cette douleur qui semble due à un état gastralgique, a quelque analogie avec une douleur pleurodynique, seulement la sensation est plus profonde. Elle est quelquefois très-vive sans s'accompagner de la moindre réaction fébrile.

On voit encore survenir assez souvent de la diarrhée et de l'anorexie, soit que le tube digestif fut en mauvais état, soit à cause de sa susceptibilité.

En présence de ces phénomènes, dont le moindre des inconvénients est la suspension des médicaments, on comprendra tous les services qu'est appelée à rendre une méthode au moyen de laquelle on peut, en épargnant les voies digestives, procurer à l'économie les bénéfices d'un traitement iodé. Nous avons surtout obtenu ces avantages avec la teinture d'iode et avec certaines pommades iodurées. Nous spécifierons les cas dans lesquels on doit surtout y avoir recours, car nous n'avons pas la prétention de bannir le traitement interne. Seulement, comme avec notre méthode, la limite des effets physiologiques tolérables n'a pas été dépassée, ainsi que nous le ferons voir dans le cours de ce travail, nous pensons qu'elle sera au moins applicable chez les malades où un traitement interne suivi n'est pas possible.

C'est à dessein que je parlerai dans un autre chapitre de l'iodure d'amidon, qui a été donné à très-hautes doses (voy. p. 129).

Action sur le système circulatoire.

Dans la plupart des cas, le pouls n'est pas sensiblement accéléré par l'iodure de potassium. Les opinions extrêmes des physiologistes dont les uns rangent ce médicament parmi les excitants, les autres parmi les hyposthénisants, nous paraissent basées sur des faits exceptionnels ou sur ce que la cause modificatrice du mouvement circulatoire n'a pas été rapportée à sa véritable source. C'est du moins ce qui résulte de l'observation des médecins les plus compétents. Néanmoins nous devons noter que l'activité circulatoire sur laquelle on a beaucoup insisté, quand on employait surtout l'iode pur, s'observe encore avec la teinture d'iode et la plupart des autres préparations, l'iodure de potassium excepté. Ainsi le degré d'excitation varie avec le composé iodique.

L'action de l'iodure de potassium sur le sang est remarquable parce qu'elle semble donner la clef de l'action intime des iodiques.

Cette question, très-intéressante, est loin d'être résolue et nous regrettons que les limites imposées à ce travail ne nous permettent pas de la traiter ainsi que nous en avions d'abord l'intention. Disons seulement ici que le sang de la veine, reçu dans une solution d'iodure de potassium ne se coagule pas, mais prend une couleur rutilante et laisse déposer, après quelques heures, une matière grenue rouge (les globules); tandis que la fibrine reste fluide. Si, après cette opération, on sépare les produits, le sel iodique se retrouve en totalité et possède toutes ses propriétés chimiques. Donc il a agi par simple contact sans fournir aucun de ses éléments.

Dans l'économie vivante, non-seulement l'iodure de potassium ne dissout pas les globules, mais il augmente généralement la proportion de cette partie si essentielle du sang. Enfin, j'ajouterai que les expériences de M. Poiseuille, sur l'écoulement du sang dans les vaisseaux capillaires des animaux vivants, établissent que la plupart des eaux minérales, l'iodure de potassium et quelques autres sels, faciliteront la circulation dans les capillaires, tandis que l'alcool et certains acides la ralentissent.

Le même auteur démontre que cette accélération du cours du fluide sanguin est due à une modification particulière que les premières substances font subir à la constitution physique du sang.

D'après ces données, on comprend difficilement l'accusation qu'on a faite aux iodiques d'occasionner parfois des hémorrhagies nasales, pulmonaires, intestinales. Ces accidents fort rares, signalés par M. Ricord, ne se sont produits que chez des individus scorbutiques, chlorotiques ou chez des sujets âgés dont la constitution était profondément détériorée par une cachexie syphilitique ou autre. Et alors pourquoi vouloir trouver dans un médicament une cause sans laquelle des hémorrhagies se produisent chaque jour dans les conditions que je viens d'énumérer? Les faits de ce genre sont d'ailleurs exceptionnels, puisque Lugol qui, pendant une vingtaine d'années, a employé l'iode chez les scrofuleux, n'en a jamais observé, et l'on sait cependant que la scrofule est le plus souvent accompagnée de tubercules pulmonaires.

Maintenant, serait-il plus avantageux dans les cas où les accidents ont été signalés, de remplacer l'iodure de potassium par une autre préparation, l'iodure de fer, par exemple, ou (si le premier était mieux indiqué) de l'administrer par une autre voie que par la bouche? C'est une question que nous sommes tenté de résoudre par l'affirmative. Et, je suis persuadé que de cette manière on ôterait toute espèce de gravité à ces accidents qu'on a dû confondre quelquefois avec ce qui n'était qu'un épiphénomène de l'affection principale, comme dans le cas suivant, soumis dernièrement à notre observation.

La malade qui en fait le sujet est une ancienne actrice du Gymnase, atteinte de cachexie syphilitique et d'accidents tertiaires, dont l'origine remonte à 1826. Elle prenait tous les jours, depuis six semaines environ, un gramme d'iodure de potassium, dans un litre de tisane de salsepareille, quand on vit apparaître sur les jambes la maladie tachetée de Warloff.

L'éruption avait disparu seule au bout de six jours sans que le traitement eût été modifié ; puis elle se montra tous les quinze jours, tous les mois, etc., pour s'éteindre assez rapidement; et cela sans douleur, ni malaise. Ce phénomène nous a plutôt semblé être l'expression de la cachexie qu'un des effets du médicament dont la dose était du reste peu élevée. Ceci nous paraît d'autant plus rationnel que l'un des effets constants des iodiques, et M. Ricord le dit lui-même (tome 23, p. 23, *Bull. thérap.*), est de rendre le sang plus excitant et plus réparateur, au lieu de l'appauvrir.

Action sur la muqueuse respiratoire.

La membrane muqueuse des fosses nasales est assez fréquemment le siége d'un phénomène qui apparaît souvent dès le premier septénaire de la médication. Une tuméfaction de la pituitaire qui se traduit par de l'embarras, de l'enchifrènement, sans qu'il y ait, en général, d'éternuments; la sécrétion abondante d'un mucus moins visqueux que dans le coryza simple, une douleur frontale causée par la propagation de l'inflammation dans les sinus : tels sont les principaux caractères du coryza iodique.

De même que dans la conjonctivite, le flux muqueux n'a aucune tendance à passer à l'état purulent. Ce rhume ne *mûrit* pas, comme on le dit vulgairement; et, de plus, si les fosses nasales étaient, avant le traitement, le siége d'une sécrétion purulente, celle-ci ne tarde pas à diminuer et même à se guérir entièrement, à moins toutefois qu'elle ne soit symptomatique d'une carie osseuse.

D'autres fois, mais plus rarement, ces effets se manifestent sur le reste de l'arbre aérien, et il survient une bronchite qui ne diffère de la bronchite simple que par une expectoration abondante ne passant jamais à l'état purulent.

Action sur la muqueuse oculo-palpébrale.

Il y a quelques années, MM. Ricord et Paul Bernard (*Annales d'oculistique*, mai 1843) ont appelé l'attention du praticien sur une variété d'ophthalmie qui survient généralement du deuxième au troisième jour de l'usage de l'iodure de potassium. Cette phlegmasie qui n'est pas très-rare, affecte le plus ordinairement les deux yeux en même temps. Elle s'accompagne quelquefois de chémosis et de gonflement des paupières, résultant d'une infiltration très-prononcée du tissu cellulaire sous-muqueux; elle est sans gravité, cède à des moyens simples, et, une fois guérie, ne paraît plus pendant tout le temps que dure le traitement. La sécrétion abondante, à laquelle elle donne lieu, n'a aucun des caractères qui rendent si dangereuse celle de l'ophthalmie purulente ou blennorrhagique. — Ce phénomène est important à connaître; car il pourrait donner de vives inquiétudes aux médecins qui n'ont pas l'habitude de manier l'iodure de potassium, et même être prise pour un accident vénérien.

Action sur les reins et la muqueuse génito-urinaire.

La sécrétion urinaire est surtout augmentée sous l'influence de l'iodure potassique. M. Ricord a rapporté un cas de polyurie produit par ce médicament. Le malade, très-altéré, buvait beaucoup, et rendit pendant plusieurs jours 40 à 50 litres d'urine dans les vingt-quatre heures. Cette hypersécrétion accidentelle cessait chaque fois que l'iodure de potassium était suspendu. Du reste, l'urine analysée ne contenait pas de sucre; mais on y a trouvé de l'iodure de potassium qui n'avait été porté qu'à la dose de 50 grains par jour.

On trouve, dans différents ouvrages, que les écoulements ou chroniques ou liés à une constitution scrofuleuse, ont été guéris par lea iodiques, tandis que les mêmes moyens ont aggravé la même affection à l'état aigu.

Action sur le système nerveux.

Plusieurs praticiens ont signalé l'existence d'une sorte d'incitation nerveuse causée par l'iode, et traduite par un cortége de symptômes plus ou moins alarmants, qui ont une certaine analogie avec ceux de la cachexie mercurielle. On lui donne généralement le nom d'*iodisme*, d'*ivresse iodique*.

Cependant un grand nombre de médecins n'attachent pas à ces deux mots la même signification, rejettent l'iodisme, qu'ils n'ont jamais observé, et admettent tout au plus, sous le nom d'*ivresse iodique*, un certain degré d'hébétude, une prostration plus ou moins prononcée, une céphalée sus-orbitaire, et tous les signes de la congestion analogues à ceux que produit l'ivresse alcoolique. Telle est l'opinion de ceux qui ont le plus manié les iodiques, et notamment de MM. Lugol et Ricord.

En analysant avec soin les observations d'iodisme rapportées dans la science, on voit qu'elles n'appartiennent pas à ceux qui emploient journellement l'iode, que tantôt ces accidents sont survenus à la suite de doses trop élevées, tantôt chez les sujets où préexistent soit une excitation cérébrale, soit d'autres troubles organiques qui étaient autant de contre-indications.

Nous pourrions invoquer ici les témoignages de Baudelocque, qui disait en 1837 (*Répert. des sc. méd.*, t. 17, p. 93.) : « Le nombre des enfants auxquels j'ai fait prendre l'iode est aujourd'hui considérable, et, à part quelques indispositions légères, je n'ai vu résulter aucun accident de son usage. » Guersant, qui s'exprime ainsi dans le même ouvrage (t. 28, p, 239) : « J'ai administré l'iode à plusieurs centaines de scrofuleux depuis dix ans, et je n'ai jamais vu qu'il fût nuisible ; à peine pourrais-je citer, par cent, un ou deux individus seulement qui ne peuvent supporter ce médicament. »

On devra donc toujours s'enquérir de l'état des fonctions avant l'administration du médicament, et essayer, en commençant par de petites doses, la *capacité iodique* de ses malades (Ricord).

En suivant ces préceptes sur lesquels nous insisterons dans un chapitre spécial, nous sommes persuadé qu'on ne déterminera aucun accident, à moins d'avoir affaire à l'une de ces idiosyncrasies exceptionnelles qu'on peut d'ailleurs observer avec une autre médication.

La longue expérience de M. Ricord sur ce sujet lui permet d'établir en fait que « les phénomènes morbides qui dépendent purement et uniquement de l'action de l'iodure de potassium, ne demandent jamais, pour disparaître en peu de jours, d'autre traitement que la suppression du médicament ou la diminution de ses doses. » Comme corollaire de cette proposition, nous dirons qu'un médecin ne devra jamais prescrire l'iodure de potassium, avant d'avoir fait disparaître certaines complications ou combattu certaines prédispositions qui pourraient empêcher le médicament d'agir avec efficacité. Qu'il devra connaître la susceptibilité individuelle de ses malades, afin d'arrêter son choix sur le mode d'administration le plus favorable à chaque cas particulier.

Enfin on a observé du côté de la vision des troubles qui, dans un cas dont nous ne garantissons pas l'authenticité, seraient allés jusqu'à produire une amaurose double. Cette amaurose, dont il ne nous répugne nullement d'admettre la possibilité par l'administration imprudente des iodiques, nous semble reconnaître la même cause que l'amaurose albuminurique, l'*œdème de la rétine*. Cette explication nous paraît plus probable et plus rationnelle, à cause des symptômes concomitants, qu'une sorte de sympathie nerveuse invoquée par M. Landouzy, pour expliquer l'amaurose albuminurique.

Action sur les tissus glanduleux et cellulo-adipeux.

Après avoir exposé quelques idées purement physiologiques, puisées dans les intéressantes leçons du Collége de France, nous essaierons de démontrer que les accusations dirigées contre l'iode, sont plus apparentes que fondées. Les belles expériences de M. le professeur Cl. Bernard sur l'absorption des gaz et des liquides, ont établi que les glandes salivaires ont une aptitude spéciale pour extraire l'iode, quand ce métalloïde, ou l'un de ses composés, a pénétré dans la circulation. Ainsi l'iodure de potassium manifeste sa présence dans la salive avant d'apparaître dans l'urine. Et, chose non moins singulière, si une petite quantité seulement du même sel a été introduite dans l'économie, soit en l'injectant dans le sang, ce qui le fait arriver plus vite, soit dans le tissu cellulaire ou par une autre voie, on n'en retrouve que dans la salive ; l'élimination n'ayant lieu par les reins que lorsqu'on en a ingéré un excès. L'ignorance de cette propriété élective de certaines glandes pourrait induire en erreur le clinicien qui, pour s'assurer de l'absorption d'un médicament, se bornerait à le rechercher dans les urines, sous prétexte que la sécrétion rénale est l'émonctoire par lequel s'échappe facilement toute substance soluble introduite dans l'économie. C'est ainsi que nous avons surtout retrouvé l'iode dans la salive chez des malades qui prenaient 5 centigrammes de proto-iodure de mercure, en deux fois dans les vingt-quatre heures. Nous avons également constaté le même phénomène à la suite de l'application locale du bi-iodure que M. Cazenave emploie avec tant de succès contre le lupus, ainsi que nous le verrons plus loin.

Cette action élective nous explique comment l'iodure de potassium peut séjourner dans l'organisme plus longtemps que les sucres et le prussiate jaune, par exemple, qui s'éliminent complétement et rapidement par les urines. En effet, dit l'habile physiologiste du Collége de France, la portion d'iodure potassique non éliminée, reparaissant dans la salive, au lieu d'être expulsée au dehors, est incessamment rejetée dans l'estomac, de là reprise par la circulation, puis ramenée dans la salive, et ainsi de suite.

Le lactate de fer n'étant pas éliminé par les glandes salivaires, il était curieux de savoir ce qu'il arriverait en faisant parvenir dans l'économie un composé binaire, dont l'un des éléments passe, tandis que l'autre ne passe pas. L'iodure de fer fut choisi, et l'expérience a démontré que l'iode est le plus fort, et qu'il entraîne le fer. Donc le fer est absorbé. De même, l'iodure de mercure peut passer, tandis que le deutochlorure, ou sublimé, donne des résultats négatifs. Ceci nous montre une fois de plus toute l'importance qu'on doit attacher au choix du médicament associé ou combiné au fer, au mercure et même à d'autres corps.

Ainsi des expériences comparatives ne laissent plus aucun doute sur la propriété singulière que possèdent les glandes salivaires, de laisser passer un certain nombre de substances dans leur sécrétion; tandis qu'au contraire, elles se refusent à en laisser passer d'autres également solubles, malgré l'hypersécrétion déterminée à dessein par les sclialagogues. Néanmoins celles-ci ne restent pas dans l'organisme, et sont facilement éliminées par d'autres appareils sécréteurs. En présence de ces résultats, Cl. M. Bernard s'est demandé si les mêmes organes offriraient des phénomènes analogues relativement à l'absorption. Il injecta d'abord dans une parotide de l'iodure de potassium, qui apparut en quelques secondes dans les produits de la glande correspondante. En outre, du cyanure de potassium, de la strychnine, etc., furent rapidement absorbés par les mêmes glandes qui s'étaient refusées à leur élimination et manifestèrent leur présence dans l'urine et sur les centres nerveux.

Maintenant, de ce que les glandes salivaires ne sécrètent pas des matières semblables, puisque la parotide fournit une liqueur claire et alcaline, la sublinguale, une liqueur très-visqueuse, et la sous-maxillaire, un produit qui tient le milieu entre les deux précédents, n'existe-t-il pas pour l'absorption la même différence que pour la sécrétion? Non, au moins pour ce qui regarde l'iodure de potassium. On pouvait, du reste, s'y attendre; car ces diverses sécrétions correspondent à des actes fonctionnels différents, ce qui n'existe pas pour l'absorption. Mais, pour que la glande absorbe, il ne faut pas qu'elle sécrète. Ces deux phénomènes doivent être isolés et successifs, sans quoi la glande absorberait son produit, et le but fonctionnel ne serait pas atteint. Les deux courants endosmotiques ne sont donc pas simultanés comme dans la nature morte.

Enfin, toujours d'après le même expérimentateur, le suc pancréatique, la bile, éliminent également l'iodure de potassium; et, comme il y a des substances qui séjournent longtemps, et même se fixent dans le foie en s'y combinant, le thérapeutiste pourra quelquefois les en dégager et les expulser en administrant un agent qui puisse les rendre de nouveau solubles.

C'est ainsi que, selon M. Melsens, agit l'iodure de potassium sur le plomb qui s'est combiné dans l'organe hépatique.

Après ces données, nous passons à des considérations non moins importantes au point de vue pratique. On a reproché aux préparations d'iode d'amener le dépérissement de l'organisme et de causer l'atrophie des seins et des testicules. On en trouve trois cas dans le *Journal d'Hufeland;* et M. Cullerier fils en a rapporté plusieurs observations dans un travail publié en 1848 (*Revue médicale*). Cependant, en compulsant les travaux si nombreux qui ont été faits sur le médicament qui nous occupe, en interrogeant d'autre part les hommes qui l'emploient sur une vaste échelle, on reste convaincu que cette action est au moins fort exceptionnelle. Il est d'ailleurs une circonstance qui, dans quelques cas, aura donné lieu à une fausse interprétation des faits, et qui est inhérente à la nature des maladies, au tempérament lymphatique des malades auxquels les iodiques sont le plus souvent administrés.

En effet, dans le sarcocèle syphilitique, il arrive un moment où l'élément glanduleux se trouve détruit par les dépôts plastiques qui ont fini par atrophier, en les comprimant, les canaux séminifères. Que le malade soit soumis à un traitement iodé, à moins d'une désorganisation déjà ancienne, on verra l'organe diminuer, mais aux dépens de la substance morbide syphilitique, puisque la substance physiologique n'existe plus. C'est alors que la perte du testicule est attribuée au traitement et non aux accidents contre lesquels on a dirigé celui-ci. Des résultats semblables peuvent s'observer dans d'autres tissus. Ainsi on a signalé des épanchements de lymphe plastique qui se forment sous l'influence de cette cause spéciale, dans les espaces inter-fibrillaires des muscles dont le tissu charnu disparaît de la même manière que l'élément glanduleux testiculaire. D'un autre côté, suivant la remarque de M. Richelot, au sujet du travail de M. Cullerier, il n'est pas rare de voir un testicule qui a été engorgé, diminuer peu à peu et s'atrophier même, sans médication iodée. Enfin, il ne faut pas confondre la bouffissure, l'empâtement des seins chez les femmes lympathiques ou très-grasses avec les mamelles ; en d'autres termes, il ne faut pas confondre les seins avec la glande mammaire, car on voit chaque jour des femmes aux seins volumineux être incapables d'allaiter et réciproquement. C'est qu'alors le tissu-celluloadipeux forme à lui seul presque toute la masse qui pourrait en imposer à un œil peu exercé. Chez une bonne nourrice, au contraire, dont les seins, modérément développés, ont un volume peu en rapport avec la quantité de lait qu'ils fournissent, la glande constitue à elle seule l'organe tout entier. On conçoit maintenant la possibilité des causes d'erreur qui ont pu dicter les accusations portées contre l'iode. Et cette question sur laquelle nous insistons à dessein, est tellement importante, qu'aujourd'hui, en se basant sur la masse imposante des faits bien observés, on doit admettre le contraire, c'est-à-dire que loin de produire l'atrophie, les iodiques sont très favorables au développement des organes. Lugol a vu souvent des jeunes filles scrofuleuses devenir nubiles sous l'influence du traitement iodique qui n'empêchait nullement le développement normal des seins et des organes qui, à cette époque, revêtent des caractères propres et définitifs. M. Ricord et beaucoup d'autres médecins, que je pourrais citer, ont également constaté cette restauration corporelle sur des sujets syphilitiques, scrofuleux ou cachectiques. En sorte que l'abus du médicament, et certaines idiosyncrrasies très-exceptionnelles peuvent seuls rendre compte des reproches adressés à un remède dont le résultat ordinaire est de réveiller la nutrition dans un organisme inerte et languissant.

Nous ajouterons enfin qu'il nous semble difficile de concilier l'action atrophique de la médication iodée sur les organes de la génération avec la propriété aphrodisiaque que d'autres lui accordent. Sans admettre cette vertu, qu'il nous soit permis de signaler le fait suivant : c'est que la plupart des malades de l'hôpital Saint-Louis, et surtout les scrofuleux, qui sont presque tous soumis aux préparations d'iode, sont fort enclins à la lubricité.

Du reste, physiologiquement l'iode détermine des symptômes

d'excitation générale et rend le sens génital plus exigeant (Huette, thèse de Paris, 1850, p. 28).

Effets de l'iode sur l'épiderme et les cheveux.

M. Stedman rapporte (The Medical magazine, 1832) qu'après avoir inutilement traité quelques ulcères scrofuleux de la jambe, il prescrivit l'iode, pour agir sur la constitution et combattre la diarrhée qui semblait entretenir ces fâcheux accidents. Il y avait environ quinze jours que le malade faisait usage de ce médicament, l'aspect des ulcères n'était pas modifié; il remarqua que le cuir chevelu était entièrement débarrassé des squames et des croûtes qui le couvraient depuis longtemps, et que les cheveux, qui auparavant étaient secs et comme terreux, avaient pris un beau luisant et une souplesse qu'ils n'avaient jamais eue. D'autres scrofuleux soumis à la médication iodée éprouvèrent la même amélioration, et cela avant que les manifestations scrofuleuses contre lesquelles était spécialement dirigé l'iode eussent été modifiées.

CHAPITRE III.

Je me propose de démontrer, dans ce chapitre, que certaines préparations d'iode appliquées localement ont la propriété d'agir sur l'économie, comme si le médicament était introduit par les voies digestives auxquelles on évite ainsi toute espèce de fatigue. On comprend les avantages qu'on peut retirer de la connaissance de ce fait, car tous les médecins savent combien il est important, dans les affections chroniques surtout, de conserver au tube intestinal son intégrité. Ces recherches ont été faites dans le service de mon cher maître M. Marjolin, qui a bien voulu m'aider de ses conseils.

Je terminerai en donnant une appréciation des applications iodées les plus intéressantes au traitement des maladies chirurgicales.

Preuves de l'absorption de l'iode déposé localement (abcès, ulcères, etc., etc.).

On sait aujourd'hui que l'iode, introduit dans la cavité digestive, à dose thérapeutique, est absorbé, passe dans le torrent circulatoire et de là dans les sécrétions. Nous avons signalé, dans le chapitre précédent, l'action élective de certaines glandes pour l'élimination de l'iodure de potassium. Nous ajouterons qu'on retrouve l'iode, non-seulement dans le lait d'une nourrice qui en prend, mais même dans l'urine de l'enfant auquel elle donne le sein. On le retrouve encore dans la sueur et dans les larmes, ainsi que je l'ai constaté chez des individus atteints d'ophthalmie scrofuleuse.

Il y a deux ans, M. Bonnet (de Lyon) a démontré que la faculté d'absorber l'iode n'était pas exclusivement réservée aux membranes muqueuses, digestives et pulmonaires, mais que les solutions de continuité naturelles (ulcères et cavités closes) jouissent de la même propriété.

Il est une remarque que j'avais eu déjà l'occasion de faire en 1850 à l'hôpital Saint-Antoine, et surtout à l'hôpital des Enfants malades, l'année suivante ; c'est l'amélioration qui survient ordinairement dans l'état général des malades soumis pendant quelque temps à certaines applications locales d'iode. Les observateurs, qui ont pu comme moi être témoins de ces phénomènes, ne les attribuaient pas à leur véritable cause, car des ouvrages récents et des plus complets sur la matière, nient formellement l'absorption de l'iode employé en injections ou dans les pansements. M. Dorvault, dans un beau travail publié en 1850, établit, ainsi que l'avait fait Lugol, que dans les affections scrofuleuses, un traitement externe par les préparations iodées ne dispense en rien d'un traitement général ou interne.

D'autres praticiens, parmi lesquels je citerai M. Boinet (*De la valeur des injections iodées dans la thérapeutique chirurgicale; Gazette méd.*, 1849-1850-1851), ont insisté sur ce point : que la teinture d'iode, injectée dans les foyers purulents, en modifie tellement les parois que celles-ci ne sont plus susceptibles d'absorber les éléments putrides résultant de la décomposition du pus qui a subi le contact de l'air. C'est là une idée théorique ingénieuse, qui tombe devant une observation plus complète des faits ; et, chose curieuse, c'est dans un cas de ce genre que, la première fois, nous avons recherché et trouvé dans les urines l'iode, qui, trois quarts d'heure après l'injection, apparaissait sous l'influence des réactifs appropriés. L'opinion des hommes recommandables, auxquels, du reste, la science doit beaucoup, avait donc besoin d'être soumise à un examen expérimental.

Absorption de l'iode par la paroi des abcès, des trajets fistuleux, et par la surface des ulcères, etc.

Si, après avoir vidé un abcès froid par une ponction, on fait, dans le foyer, une injection de teinture d'iode qu'on laisse séjourner partiellement ou en totalité pendant quatre ou cinq minutes, au bout d'une heure au plus, quelquefois de trois quarts d'heure, et même de trente-cinq minutes (ainsi que je l'ai observé) les réactifs déterminent dans l'urine une teinte bleue d'iodure d'amidon. Il y a donc eu là absorption, pénétration de l'iode dans le sang qui s'en est bientôt débarrassé par les sécrétions. C'est dans les urines où la recherche de l'iode est le plus commode, mais on peut aussi le retrouver dans la salive, dans les larmes et même dans la sueur, signe non équivoque que l'économie en est saturée.

Il y a plusieurs moyens de reconnaître la présence de l'iode dans les prodnits excrétés. M. Bonnet (de Lyon) dont j'ai cité l'excellent mémoire, se contente d'y verser successivement quelques gouttes d'eau amidonnée et de solution d'hypochlorite de soude ou liqueur de Labarraque. L'acide azotique me paraît préférable. Opérant sur les urines, j'ajoute un peu de solution d'amidon, puis l'acide goutte par goutte. De cette manière, on peut déceler l'iodure de potassium lorsqu'il est seulement dans la proportion de *un cent-millième*. De concert avec le pharmacien de l'hôpital, nous avons fait des mélanges iodés de plus en plus étendus, et nous avons examiné avec un soin extrême les différences que présentaient les réactions. La minime quantité de un cent-millième d'iodure de potasium nous a encore donné une teinte violette claire mais caractéristique. Un liquide au centième donne une belle couleur bleue ; au dixième, une couleur bleue foncée qui devient plus ou moins noire avec une dissolution un peu plus chargée. Ces trois nuances peuvent être considérées comme des types et servir de terme de comparaison pour arriver immédiatement à connaître, au moyen de la coloration seule, l'expression approximative des nuances intermédiaires. Si au lieu d'eau on emploie l'urine, les caractères de la réaction chimique sont un peu moins saillants mais toujours très-manifestes.

Les procédés de M. Bonnet ne lui ont pas permis de retrouver l'iode quand la proportion était inférieure à *un quatre-millième.*

Dans cette opération si simple et si facile, il est certaines précautions qu'on ne doit jamais oublier, sous peine d'obtenir des résultats contestables; c'est de ne verser l'acide qu'après la solution d'amidon. On va le comprendre. Si l'iode n'est pas très-abondant et qu'on commence par l'acide, ou bien on en ajoutera trop peu pour dégager l'iode de ses combinaisons, ou bien on en mettra un excès qui alors transformera bientôt le métalloïde en acide iodique, puis en iodate de potasse, qui ne produit rien avec l'amidon. Au contraire, on peut découvrir des traces d'iode en procédant comme je l'ai indiqué, car l'amidon s'empare de l'iode aussitôt qu'il est mis en liberté, et l'empêche de se comporter comme dans le cas précédent. Dans une urine fortement chargée de ce principe, l'acide azotique seul détermine une légère coloration violette, qui disparaît plus ou moins vite, selon la proportion, mais que néanmoins un œil habitué n'aura pas confondue avec la teinte rose violacée fournie par l'acide rosacique.

Je m'étais d'abord servi de l'amidon en poudre, mais, après plusieurs expériences comparatives, je me suis assuré que la solution amidonnée vaut mieux. Au moyen de ce procédé si simple et si expéditif, on peut facilement s'assurer que les prescriptions du médecin ont été exactement suivies.

On opère sur la salive de la même manière que sur les urines; mais, pour expérimenter sur les larmes, on doit se contenter d'en imbiber des papiers amidonnés, sur lesquels on verse ensuite quelques gouttes d'acide nitrique, qui rend évidente la coloration propre à l'iodure d'amidon.

Ainsi ces recherches permettent de constater la durée et l'intensité de l'élimination de l'iode introduit dans l'économie.

Absorption de l'iode par la surface interne des abcès et par les trajets fistuleux.

M. Bonnet est le premier qui, tout récemment, a démontré que la teinture d'iode pure ou étendue passe dans les urines quand elle a été injectée dans un abcès.

Nous avons répété ces expériences un grand nombre de fois, et je pourrais les appuyer de plusieurs observations; mais comme cela est maintenant hors de doute, et comme d'un autre côté je me vois obligé de restreindre le nombre de mes observations, je me réserve pour les faits sur lesquels je désire spécialement appeler l'attention de mes maîtres, en me bornant ici aux deux résumés suivants :

Obs. Ire. — Le nommé Navet (Jean), âgé de 27ans, scieur de pierres, demeurant rue du Faubourg Saint-Martin, 84, entre à l'hôpital Sainte-Marguerite, le 2 février 1852 (salle Saint-Charles, n. 30). Il porte un abcès par congestion à la région lombaire droite. La tumeur, qui est peu saillante, s'étend depuis la douzième côte jusqu'à deux centimètres au-dessus de la crête iliaque. Son diamètre transversal, moins considérable que le vertical, est de six à sept centimètres. Le malade éprouve depuis plusieurs années déjà des douleurs sourdes dans le *dos* et dans les *reins :* il les attribue à des chutes.

Le 13 février, on pratique une ponction avec un trois-quarts, auquel on a adapté une seringue qui aspire le liquide formé par un pus séreux. On injecte environ 50 grammes de teinture d'iode (formule de M. Guibourt), qui produit une douleur vive et cuisante, ne s'étendant pas au delà du foyer. Une heure après, l'iode apparaît dans les urines pour ne cesser que soixante heures après l'injection, c'est-à-dire le 15 au soir.—Le 16, le mouvement fébrile qui s'était déclaré le soir de l'injection a complétement cessé. Le malade se trouve mieux et demande à manger. On pratique, dans le courant de mars et d'avril, plusieurs injections qui modifient peu l'état local, il est vrai, mais qui amènent une amélioration sensible dans l'état général (forces, appétit, etc).

Un pus mal lié s'écoule toujours par l'ouverture; néanmoins le malade, se trouvant mieux, veut sortir le 22 mai. — Malgré sa promesse de revenir aussitôt qu'il se trouverait plus mal, nous ne le voyons reparaître que le 4 juillet, pâle, maigre, avec une diarrhée colliquative incessante, ayant perdu, en un mot, tous les bénéfices que lui avait procurés l'absorption de l'iode. Il succombe trois jours après, et l'autopsie montre : 1° une adhérence imparfaite des parois du foyer qui a toujours donné issue aux mêmes liquides ; 2° une carie de la douzième côte.

Ce fait est destiné à montrer que, même dans les affections incurables de ce genre, l'iode a au moins l'avantage d'améliorer rapidement l'état général, de rendre plus supportable une existence languissante, et de retarder un peu le terme fatal.

Obs. II.—Kacht (Jean), âgé de vingt-sept ans, garçon de cuisine, demeurant rue Saint-Honoré, n. 266, né à Sigismond (Suisse), entre le 20 avril, salle Saint-Charles, 22, pour des scrofules. Ce qui l'amène surtout est un abcès froid siégeant à la partie externe et supérieure de la cuisse droite, au-dessus du grand trochanter.—Le 10 mai, après avoir ponctionné et lavé l'abcès en injectant de l'eau tiède, on fait une injection iodée d'environ 70 grammes. Trois heures et demie après, teinte bleue noire dans les urines et dans la salive ; même chose sept, huit, neuf heures plus tard.—Le 11, à huit heures du matin (vingt-quatre heures après l'injection), teinte bleue foncée : le soir, teinte bleue claire.—Le 12 au matin, teinte violette, pas d'iode dans le liquide purulent qui s'écoule du foyer. Le soir, plus trace d'iode dans les produits excrétés. Bon appétit. — Nouvelle injection le 15, puis tous les cinq ou six jours, l'iode apparaît dans les urines une demi-heure après l'injection. J'ai de plus remarqué que, chez ce malade, l'absorption est beaucoup plus prompte que chez d'autres soumis aux mêmes moyens ; la durée de l'élimination est également moindre. Les fonctions s'exécutent normalement, et sa constitution scrofuleuse est notablement améliorée.

Je me bornerai à ces deux faits, puisque les autres observations que je pourrais rapporter ici m'ont également conduit à cette conclusion : qu'un traitement interne devient superflu toutes les fois que l'on peut disposer d'une voie semblable pour faire pénétrer l'iode dans l'économie. De cette manière, le tube intestinal jouit des effets toniques de la médication iodée, sans en éprouver la moindre fatigue.

M. Bonnet ne parle pas de l'absorption de l'iode par les trajets fistuleux ; elle se fait aussi bien, sinon mieux, que par la surface interne des abcès. Nous l'avons constaté pour la première fois chez un malade atteint d'une nécrose du fémur droit, avec trajet fistuleux communiquant à l'extérieur. L'un est situé au tiers inférieur et postérieur de la cuisse, c'est le plus considérable ; les deux autres siégent à la même hauteur, à la partie interne. Ils sont ouverts depuis longtemps déjà, et donnent issue à un pus séreux. Une demi-heure après l'injection iodée, les urines traitées par l'amidon et l'acide nitrique offrent une coloration bleue très-prononcée ; quarante-huit heures après, tout a disparu. Les effets généraux sont identiques à ceux des cas précédents. L'amélioration locale est loin d'être aussi satisfaisante.

Absorption à la surface des ulcères.

Soit que l'on emploie l'iode pur, suivant le procédé de M. Goin (de Saint-Alban), soit qu'on ait recours à la teinture d'iode ou aux pommades iodées (à l'exception de la pommade à l'iodure de plomb, sur laquelle je reviendrai), l'absorption est toujours évidente au bout de quelques heures ; et l'intensité de la couleur bleue que l'on détermine dans l'urine et dans la salive, au moyen des réactifs appropriés, est en rapport avec le genre de préparation qui sert aux pansements et avec les dimensions de la solution de continuité. J'ai obtenu une teinte bleue manifeste dans l'urine d'une femme de quarante ans qui portait à la jambe un petit ulcère dont la grandeur avait à peine deux centimètres carrés. Le pansement était fait deux fois par jour avec la pommade d'iodure de potassium iodée du codex. La salive de cette malade présentait les mêmes phénomènes.

Dans la troisième partie du travail que j'ai déjà cité, le chirurgien de Lyon dit que la teinture d'iode, « parfaitement absorbée lorsqu'on la laisse à demeure dans des cavités closes, n'agit plus de même sur les solutions de continuité externes, lors même que l'on en imbibe de la charpie, et qu'on laisse celle-ci en place, recouverte d'un verre de montre ou d'un linge. » Je dois dire ici qu'en imbibant, avec la solution de M. Guibourt, de la charpie qu'on maintient sur la plaie au moyen d'une compresse et d'une bande, la présence de l'iode, dans les produits de sécrétion, a toujours été évidente au bout d'une, deux ou trois heures au plus, à moins que la surface n'ait eu moins de 0,03 centimètres carrés. Nous avons même constaté l'absorption par un vieil ulcère atonique, blafard, siégeant à la partie inférieure de la jambe gauche d'une femme de soixante-douze ans. Au bout d'une heure à peine, l'urine donnait par les réactifs une teinte bleue bien marquée ; cependant l'ulcère n'était pas plus grand que la paume de la main.

OBSERVATION III. — *Ulcère ayant résisté à tous les moyens thérapeutiques. — Pourriture d'hôpital. — Teinture d'iode. — Appareil à incubation de M. Guyot. — Guérison.*

Guichard (Denis), âgé de 54 ans, cocher, rue de Verneuil, 51, est entré à l'hôpital Sainte-Marguerite, le 23 juillet 1851, pour un ulcère datant de huit ans, et situé au tiers inférieur de la région antérieure et externe de la jambe. Cet ulcère, déjà guéri deux fois, était, à cette époque, large comme la main. Tous les moyens curatifs ordinaires ont été employés, et l'ulcère, en janvier 1852, se trouve réduit à une surface de 5 centimètres carrés. Mais le 1er juin, en ôtant les bandelettes qui le recouvrent, on voit que l'ulcère a gagné en profondeur et en superficie. Le fond est pulpeux, grisâtre ; la douleur est plus vive. Le 5 juin, la pourriture d'hôpital, à forme pulpeuse, est parfaitement caractérisée. Fièvre, anorexie.

L'ulcère continue à s'accroître jusqu'au 14, malgré un traitement actif ; alors on badigeonne la surface malade avec la teinture d'iode, et on la recouvre de charpie imprégnée de la même liqueur. Ce pansement cause une sensation de brûlure très-vive. Quarante-cinq minutes après, l'urine se colore en bleu clair par l'amidon et l'acide nitrique. Une heure et demie après le pansement, l'urine et la salive donnent, par les réactifs, une couleur bleue très-foncée. Même réaction le soir. — Le 15, l'ulcère a meilleur aspect, mais s'est accru en étendue (14 centimètres carrés). Les urines du matin, de midi et du soir, contiennent beaucoup d'iode. — Le 16. Même pansement. Fièvre. — Le 17. Les muscles sont à nu dans une étendue de 13 centimètres ; les urines et la salive, examinées trois et quatre fois par jour, donnent une teinte bleu-noir. Le 18, l'ulcère a 17 cent. de longueur. Un peu de fièvre. — Le 19, il s'est encore agrandi ; sa surface est couverte de lambeaux sphacélés, d'une odeur très-prononcée. On enlève ces lambeaux, et l'on couvre l'ulcère de linge cératé ; on ajoute ensuite de la poudre de charbon et de quinquina, et on applique l'appareil à incubation de M. J. Guyot, au moyen duquel on entretient une température de 34 à 36 degrés centig. — Le

20 et le 21, quoique l'ulcère s'agrandisse un peu, son aspect est meilleur ; la douleur a cessé.

Le 22 juin, la plaie ne s'est plus agrandie, les bords se sont affaissés ; le fond se couvre de bourgeons charnus de très-bon aspect ; suppuration de bonne nature, assez abondante. Même traitement jusqu'au 7 juillet.

Le 9 juillet, la cicatrisation est presque complète.

Ainsi non-seulement la teinture d'iode pénètre dans l'économie par les ulcères ; mais la rapidité de l'absorption et la quantité d'iode absorbée sont en raison directe de l'étendue des surfaces. J'ai, de plus, remarqué que l'élimination était plus considérable quand le malade prenait moins de nourriture.

Absorption de l'iode par la peau recouverte de son épiderme.

L'absorption de l'iode, par la surface des solutions de continuité naturelles, étant désormais un fait acquis à la science, on devra donc, toutes les fois qu'il y aura *possibilité* et *indication,* se servir de de cette voie pour introduire dans l'économie un médicament qui a le double avantage d'agir comme topique et comme modificateur général (ex. : ulcères scrofuleux, syphilitiques, etc.).

Mais quand ces conditions manquent, est-il possible d'arriver aux mêmes résultats? Oui :

1° En faisant absorber l'iode par des solutions de continuité produites artificiellement (vésicatoire, moxa, cautère) ;

2° En appliquant certaines préparations iodées sur la peau recouverte de son épiderme.

Le premier moyen appartient à M. Bonnet, par conséquent je n'ai pu que répéter ses expériences et confirmer ce qu'il avait avancé. Ces résultats n'ont rien de surprenant, et je dirai même qu'on pouvait facilement les prévoir ; car, si l'absorption se fait à la surface des ulcères dont la vitalité est souvent fort obscure, *a fortiori* elle doit avoir lieu par une plaie qu'on vient de produire.

Mais le pansement des vésicatoires ou de toute autre plaie artificielles, avec la pommade iodée, détermine chez certains individus des douleurs vives dont la durée et l'intensité sont souvent telles qu'on est obligé de renoncer à ce moyen. Un autre motif qui n'est pas moins important, c'est que l'on ne peut pas impunément, chez les jeunes filles surtout, appliquer des moxas, des cautères ou des vésicatoires. On sait que ces sortes de plaies laissent des traces indélébiles qui ont ordinairement une influence fâcheuse sur l'avenir des personnes qui sont ainsi stygmatisées. Enfin, en admettant qu'on ne tienne pas compte de ces considérations que le praticien ne doit néanmoins jamais perdre de vue, il est d'autres circonstances dans lesquelles un médecin éclairé n'osera pas se rendre coupable de plaies de ce genre : dans les épidémies de croup, par exemple, où la diphthérite, selon l'expression pittoresque et parfaitement exacte de M. le professeur Trousseau, s'étend sur les vésicatoires comme l'huile sur le papier. Pendant un an que j'ai passé à l'hôpital des Enfants Malades, je n'ai eu que trop fréquemment l'occasion d'être témoin de ces faits.

Il en serait de même dans le cas de pourriture d'hôpital, affection heureusement très-rare aujourd'hui, mais qui pourtant s'est présentée à nous. Un malade, couché près de celui qui fait le sujet de l'observation 3, était soumis à la médication iodée d'après la méthode qui va être exposée dans le paragraphe suivant. Il avait les ganglions sous-maxillaires engorgés depuis longtemps, et quelques jours auparavant nous avions eu l'intention de lui appliquer des vésicatoires, dans le but de hâter la guérison. Nous nous en serions assurément repentis; car, d'une part, l'iode n'aurait pas été mieux absorbé, et d'autre part, en dispensant le malade de plaies et de pansements douloureux, nous l'avons soustrait à une affection excessivement grave qu'il aurait pu contracter par notre faute.

L'iode est-il absorbé par la peau intacte en aussi grande quantité que par les solutions de continuité?

Oui, et voici comment j'ai été amené à le savoir. En recherchant, dans les produits excrétés, l'iode appliqué en pommade sur des ulcères de 0,01 à 0,02 centimètres carrés au plus, je constatai une réaction très-peu marquée quand les limites de la solution de continuité n'avaient pas été dépassées. Lorsque, au contraire, la friction avait été pratiquée simultanément sur la surface cutanée du pourtour de la plaie, la teinte d'iodure d'amidon était d'un bleu plus ou moins foncé selon l'étendue de peau recouverte, et selon la région du corps.

Ce ne fut pas sans une certaine satisfaction que j'entrevis dans ces phénomènes la possibilité de résoudre le problème qui me préoccupait : c'était de *trouver le moyen* d'introduire dans l'économie l'iode en *quantité suffisante,* chez les malades où l'on ne peut avoir recours ni à l'intermédiaire des voies digestives, ni au procédé de M. Bonnet, à cause des motifs énumérés plus haut. J'ai multiplié les expériences en variant le genre de préparation et en cherchant s'il n'y avait pas à la surface du corps des régions plus aptes à l'absorption que d'autres.

OBSERVATION IV. — *Tumeur du testicule droit. — Abcès du scrotum, puis induration persistante. — Pommade d'iodure de potassium iodée.*

Le nommé Ména (Louis), âgé de soixante-treize ans, corroyeur, demeurant rue du Vert-Bois, 19, né à Blamont (Meurthe), couché au n° 26 de la salle Saint-Charles.

Ce malade, entré à l'hôpital le 1er juin, est d'une constitution moyenne et d'un tempérament lymphatico-nerveux. Il porte une tumeur bosselée, formée aux dépens du testicule droit, qui a le double de son volume normal. A la partie antérieure et inférieure se trouve aussi un abcès du scrotum, dont l'épaisseur est indurée dans l'étendue de 4 à cinq centimètres au pourtour du point fluctuant, qui n'a guère que 0,01 à 0,01 et demi de diamètre.

Le 2. Une ponction faite avec une lancette donne issue à une cuillerée à café environ d'un pus phlegmoneux de très-bonne nature. — P. cataplasme.

Le 4. Le malade ne souffre plus; il ne s'écoule plus, par la petite ouverture, qu'un peu de lymphe plastique.

Le 7. L'ouverture artificielle est fermée; l'induration du scrotum n'a pas diminué; il paraît adhérer au testicule sur lequel il ne glisse pas. — P. Friction, matin et soir, avec gros comme une noisette de pommade à l'iodure de potassium (axonge rancie,) par conséquent un peu iodée.

Le 8. Les urines, rendues vingt-quatre heures après la première friction, contiennent de l'iode. Les réactifs ordinaires déterminent une coloration bleue claire.

Le soir, il y en a davantage, et le lendemain 9, on obtient une couleur bleue très-prononcée.

Le 14. Les urines et la salive, examinées chaque jour, offrent une coloration bleue foncée d'iodure d'amidon. L'induration a diminué sensiblement. — Les mêmes moyens sont continués.

Le 4 juillet. Le scrotum est souple; il n'existe plus qu'un petit noyau correspondant à la cicatrice de la ponction. L'élimination de l'iode se fait toujours en aussi grande quantité.

15 juillet. Le malade n'éprouve plus aucune douleur; le testicule est à peu près revenu à son volume primitif; sa surface ne présente plus aucune bosselure;.

La peau qui recouvre les articulations dans le sens de la flexion présente la même aptitude à l'absorption; j'en pourrais dire autant de la peau du cou.

OBSERVATION V. — *Engorgement ganglionnaire multiple au-dessous de l'angle de la mâchoire inférieure de chaque côté; ophthalmie scrofuleuse. — Pommade à l'iodure de plomb, pommade à l'iodure de potassium iodée. — Guérison.*

Le nommé Jouy (Auguste), âgé de dix-huit ans, tabletier, demeurant à Paris, rue des Gravilliers, 86, né au Mans (Sarthe), entré le 10 mars 1852, sorti le 28 juin suivant (salle Saint-Charles, n. 16).

10 mars. Ce malade, d'une constitution scrofuleuse, vient seulement réclamer des soins pour ses yeux, «qui sont rouges depuis longtemps.» Les paupières sont gonflées, principalement sur les bords, d'un rouge blafard, vineux. Le larmoiement et la photophobie sont extrêmes. Les glandes sous-maxillaires sont engorgées depuis longtems; mais elles augmentent un peu depuis quelques mois, sans toutefois être le siége de douleurs.

11 mars. Friction sur les tumeurs avec la pommade à l'iodure de plomb; laver les yeux avec de l'eau fraîche et instiller deux ou trois fois par jour quelques gouttes d'un collyre au nitrate d'argent et à l'extrait de belladone.

Ces moyens sont employés sans résultats pendant six semaines. Les réactifs ne décèlent pas la moindre trace d'iode dans les urines examinées chaque jour avec beaucoup de soin.

26 mai. Au lieu de la pommade à l'iodure de plomb, on prescrit la pommade d'iodure de potassium iodée du Codex. On fait la première friction le 26 au soir, après avoir nettoyé la partie malade. — Le 30 au matin, l'iode apparait dans les urines et dans la salive, ainsi que dans les larmes. Les frictions ont lieu matin et soir, puis on recouvre la partie d'un taffetas gommé qu'on maintient avec un pansement.

2 juin. Les produits excrétés donnent une teinte bleue foncée d'iodure d'amidon. La photophobie et le larmoiement sont déjà moins considérables. Le malade demande un peu plus à manger.

20 juin. Plus de photophobie, très-peu de larmoiement, les paupières sont un peu moins rouges et moins gonflées, l'engorgement ganglionnaire a notablement diminué (près de moitié), l'absorption de l'iode continue.

28. Le malade, se trouvant très-bien, demande à sortir. «Ses yeux ne lui font plus de mal.» Les glandes sont réduites à un très-petit volume et ne le gênent plus.

Un moyen adjuvant très-simple, mais très-important en ce sens qu'il favorise puissamment l'absorption, c'est de recouvrir la partie sur laquelle on vient d'appliquer la pommade d'un morceau de taffetas gommé, comme cela se fait pour empêcher le desséchement des cataplasmes. Toutes choses égales d'ailleurs, j'ai trouvé de notables différences dans la proportion d'iode éliminée en recouvrant tantôt d'un taffetas gommé, tantôt de compresses seulement, la même région du corps sur laquelle j'avais déposé rigoureusement une même quantité de la même pommade. J'ai répété cela sur le même malade à différents intervalles et sur divers malades, afin de pouvoir comparer. La couleur bleue intense, déterminée dans les liquides excrétés par l'amidon et l'acide azotique, me faisant reconnaître que la pénétration du remède est aussi abondante par ce moyen que quand il est confié au tube intestinal ou déposé sur des solutions de continuité, je fus naturellement conduit à penser que les effets devaient être les mêmes. C'est ce que l'observation des faits est venue confirmer.

Je pourrais rapporter ici plusieurs faits d'accidents tertiaires syphilitiques guéris par la médication iodée administrée d'après cette méthode. Au bout de six semaines à deux mois, nous avons vu disparaître des tumeurs gommeuses du tibia, accompagnées de douleurs ostéoscopes excessivement vives chez deux femmes, dont l'une était couchée au n° 8 de la salle Sainte-Marie, l'autre au n° 24. Des frictions étaient faites deux fois par jour avec la pommade iodurée de potassium iodée, sur toute la partie antérieure et externe de la jambe malade. L'examen des urines faisait voir la quantité d'iode absorbée avec et sans le taffetas.

Nous avons également eu recours aux mêmes moyens dans les affections articulaires chroniques et dans les engorgements ganglionnaires locaux.

Observation VI. — *Tumeur blanche commençante de l'articulation du coude droit. — Divers traitements antérieurs. — Pommade à l'iodure de plomb. — Pommade d'iodure de potassium iodée.*

La nommée Tettard (Louise), âgée de vingt-huit ans, chapelière, demeurant rue des Rosiers, n. 32, née à Guise (Aisne), entrée le 1er avril 1852, et sortie le 18 juillet. Cette malade est d'une constitution assez forte et d'un tempérament lymphatico-nerveux. Bonne santé habituelle; à Paris depuis dix ans. Réglée régulièrement depuis l'âge de onze ans, elle n'a pas eu d'enfants : une seule fausse couche (trois mois) à l'âge de vingt-deux ans. Cette malade porte au coude droit une tumeur dont l'origine inconnue remonte à quatre ou cinq mois. Le début s'est manifesté par une espèce de fatigue et de malaise après le travail, puis par de la difficulté dans les mouvements d'extension de l'avant-bras sur le bras. Elle a d'abord eu recours à la *médecine Raspail;* ensuite elle a consulté différents médecins, entre autres M. Velpeau, qui lui a fait appliquer des vésicatoires volants sur la tumeur. Malgré cela, les douleurs lancinantes et le gonflement n'ont pas cessé d'augmenter. Aucun antécédent syphilitique.

Le 1er avril. A son entrée à l'hôpital, on constate une tuméfaction marquée occupant surtout la partie interne et supérieure de l'articulation et développée aux dépens de l'extrémité inférieure de l'humérus. Les mouvements de flexion, de pronation et de supination, sont assez libres, mais l'extension est limitée par une douleur vive répondant jusqu'à l'extrémité des doigts. L'avant-bras ne peut guère s'étendre au delà de l'angle droit. L'olécrâne semble ne plus avoir de cavité pour se loger. La peau ne conserve plus de trace des vésicatoires volants.

On emploie d'abord les cataplâsmes laudanisés pour calmer l'intensité des douleurs, puis on fait deux fois par jour des frictions avec la pommade à l'iodure de plomb.

Le 27 mai. La malade est toujours à peu près dans le même état, à l'exception de la douleur qui a diminué. L'examen attentif des produits de sécrétion ne permet pas de découvrir de trace d'iode. Un peu d'anorexie.

P. Remplacer la pommade à l'iodure de plomb par la pommade iodure de potassium iodée.

Le 31. On constate la présence de l'iode dans les urines. Les jours suivants, la teinte d'iodure d'amidon se fonce d'avantage. En se servant du taffetas, coloration noire, autrement elle est beaucoup moins foncée.

Le 10 juin. L'appétit est revenu, ainsi que les forces ; l'état des fonctions digestives est excellent ; les mouvements du coude sont plus faciles et plus étendus.

Le 18 juillet. Enfin la malade veut sortir ; elle n'éprouve plus de douleurs, ses forces ont augmenté. Au lieu de n'arriver qu'à l'angle droit, l'avant-bras étendu sur le bras fait maintenant un angle de 75 à 80°.

Observation VII. — *Engorgement des ganglions sous-maxillaires des deux côtés, s'étendant jusque derrière les angles de la mâchoire. Pommades d'iodure de plomb et iodure potassique iodé. — Guérison.*

Le nommé Munérat (Rose), âgé de vingt ans, tourneur en chaises, demeurant rue Saint-Gilles, n° 2, né à Launois (Seine-et-Marne), entre le 17 juin et sort le 19 juillet (Salle Saint-Charles, n° 10).

Ce malade est d'une constitution peu robuste et d'un tempérament lymphatique, scrofuleux (cheveux blonds, lèvres saillantes). Il a «plusieurs fois eu des glandes sous le cou.» Il porte de chaque côté de la mâchoire inférieure deux masses ganglionnaires, indolentes, grosses chacune comme le poing d'un enfant de huit à dix ans. Celle du côté droit est un peu plus volumineuse que l'autre. Elles remontent toutes les deux vers la région parotidienne et deviennent gênantes dans les mouvements de mastication. — Frictions avec la pommade d'iodure de plomb.

Le 1er juillet. Résultats négatifs, comme dans les cas précédents. Les fonctions digestives sont un peu languissantes ; on fait des frictions avec la pommade d'iodure de potassium iodée, et on recouvre immédiatement la région malade d'un taffetas gommé.

Le 3. L'iode apparaît dans les urines, quarante-huit heures après la première friction; teinte bleu clair. Le lendemain, la coloration est plus marquée.

Les 5, 6, 7, 8, elle est d'un bleu très-foncé et persiste pendant une heure ou deux.

Le 6. Dès le 6, le malade dit avoir un *appétit dévorant*; on augmente ses aliments.

Le 10. Il y a une diminution considérable dans le volume des tumeurs, qui ne gênent plus les mouvements de la mâchoire; l'urine et la salive deviennent d'un bleu-noir sous l'influence des réactifs appropriés.

Le malade sort : l'engorgement ganglionnaire a disparu du côté gauche; à droite, il reste un noyau gros comme un petit œuf de pigeon. Le malade dit ne s'être jamais si bien porté. — Il continuera l'usage de la pommade.

J'ai remarqué plusieurs fois que, toutes choses égales d'ailleurs, l'absorption est plus *rapide* et plus abondante chez les femmes que chez les hommes; ce qui s'explique par la finesse de la peau. Cette particularité est très-importante à savoir, car c'est chez les femmes surtout où il fallait trouver le moyen d'éviter les *plaies artificielles* de M. Bonnet. Par le procédé que j'indique, on ne ressent, sur les points imprégnés de pommade, que quelques picotements, quand vient de tomber la couche épidermique superficielle chassée qu'elle est par la sécrétion incessante des cellules épithéliales. Il y a loin de là aux douleurs excessives qui sont la conséquence nécessaire du pansement des vésicatoires avec la même pommade.

Ainsi plusieurs expériences comparatives m'ont démontré qu'il est facile de maintenir une saturation iodée de l'économie, pendant le temps qu'on juge convenable, et qu'on a de cette manière tous les avantages des meilleures méthodes connues, sans avoir aucune de leurs imperfections.

On comprend que ce mode de traitement est de la plus haute importance chez les malades qu'on est obligé de soumettre pendant longtemps à l'usage des iodiques. Ainsi, dans les affections scrofuleuses, qui sont lentes à se développer, lentes à parcourir leurs phases et lentes aussi à disparaître, on s'exposerait à fatiguer les voies digestives, en faisant supporter, autrement que par notre méthode, des doses d'iode suffisantes et assez longtemps prolongées pour modifier la constitution. J'en pourrais dire autant de beaucoup d'autres maladies, de la syphilis, par exemple, dont on peut rapidement obtenir la guérison, ainsi que le prouve l'observation suivante.

Observation VIII. — *Gommes syphilitiques de la région antérieure du genou gauche. Pommade d'iodure de potassium iodée. Guérison.*

La nommée Jacquin (Marie), âgée de trente-deux ans, blanchisseuse à Clichy-la-Garenne, entre à l'hôpital Sainte-Marguerite le 11 juin 1852, et sort guérie le 4 août suivant. (Service de M. Marjolin.)

Cette malade, d'une bonne santé habituelle, porte sur le genou gauche et sur la partie supérieure et antérieure de la jambe gauche plusieurs gommes dont quelques-unes sont fluctuantes. On constate aussi des cicatrices assez régulièrement arrondies provenant d'anciennes gommes ulcérées dont le début remonte à dix-huit mois. Il existe encore deux petites ulcérations taillées à pic ayant à peine 1 centimètre de diamètre et qui ont commencé par un *bouton blanc*. Teinte cuivrée.

Le 12 juin. Frictions matin et soir avec la pommade d'iodure de potassium; taffetas. La première friction est faite à huit heures du soir; les urines, de neuf heures et de dix heures du soir ne contiennent pas d'iode; celles de minuit; teinte violette.

Le 13. Urine de neuf du soir; teinte bleue.

Le 14 et jours suivants. Teinte bleue foncée.

Le 21. Plus de fluctuation; le liquide des gommes paraît résorbé. — Même prescription.

Le 8 juillet. Les deux petites ulcérations sont entièrement cicatrisées depuis trois jours; moins d'iode dans les urines. — Pommade d'iodure de potassium iodée.

Le 13. La nouvelle pommade a déterminé quelques picotements; les urines et la salive donnent une teinte bleu-noir qui persiste pendant une heure.

Le 26. La peau a repris à peu près son aspect normal sauf la coloration qui est encore foncée; l'élimination de l'iode se maintient dans la même proportion.

Le 4 août. La malade sort guérie.

C'est donc la pommade d'iodure de potassium iodée qui semble le mieux assurer l'absorption, et qui produit des effets généraux identiques à ceux d'un traitement interne dont on peut ainsi se dispenser.

La thérapeutique chirurgicale trouve encore de puissantes ressources, dans la teinture d'iode pure ou étendue, employée en injections. Depuis que M. Velpeau (1836) a substitué cette préparation aux divers agents dont on se servait dans la cure radicale de l'hydrocèle, la méthode des injections iodées, prenant chaque jour plus d'extension, a été appliquée à tous les cas dans lesquels on veut obtenir soit l'oblitération de certaines cavités normales ou anormales, soit une modification des tissus morbides dont les fonctions sont viciées.

Après l'hydrocèle, dont les observations nombreuses, aidées d'expériences comparatives, ont été, sous tous les rapports favorables à l'injection iodée, on a traité et guéri avec le même moyen des kystes séreux, hématiques, purulents; des abcès, des tumeurs blanches suppurées, des hydarthroses, etc., etc. Enfin MM. Dieulafoy et Leriche (1846) ont eu la hardiesse d'injecter la teinture d'iode dans la plus vaste des membranes séreuses, la cavité péritonéale, dans la vue de guérir l'ascite; et les annales de la science ont déjà relaté plusieurs tentatives heureuses, qui autorisent à s'adresser à ce moyen dans certains cas déterminés, et après avoir reconnu l'insuffisance des autres ressources dont l'art peut disposer.

Évidemment les injections iodées dans le péritoine sont contre-indiquées et doivent être proscrites, quand l'hydropisie reconnaît pour cause une lésion organique, qui a produit mécaniquement l'affection secondaire. L'emploi de cette méthode doit être limité à l'ascite qui résulte d'un défaut d'harmonie entre les deux phénomènes qui constituent la fonction récrémentitielle du péritoine, et dont la conséquence est l'accumulation de la sérosité, qui succède souvent à un état subinflammatoire de la membrane.

M. Boinet a rassemblé, dans un mémoire, treize cas d'ascite, sur lesquels il y a eu onze guérisons et deux insuccès non suivis d'accidents (cirrhose et cancer du foie); M. Rudolfi a été beaucoup moins heureux dans sa pratique. Aussi est-ce à la conscience du médecin, à son tact, qu'il appartient de prononcer sur l'opportunité d'un moyen qui, bien appliqué, peut sauver quelques victimes. Toutes choses égales d'ailleurs, plus le liquide se rapproche du sérum, plus on a de chances de réussir, néanmoins il est démontré par des faits, que la présence d'un liquide d'une autre nature ne contre-indique en rien l'emploi de la teinture d'iode.

L'injection doit-elle être faite immédiatement après la première ponction, ou seulement quand une ou plusieurs ponctions ont été pratiquées sans résultat? Le raisonnement et les observations les plus récentes paraissent donner gain de cause au premier mode opératoire. En effet, on a plus de chances de déterminer l'inflammation adhésive d'une surface interne (hydropisie enkystée) qui n'a été soumise à aucune influence modificatrice que dans un kyste dont les parois sont épaissies ou recouvertes de fausses membranes à l'intérieur, par suite de ponctions successives. C'est alors qu'on est obligé de revenir une ou plusieurs fois à l'injection et qu'on voit s'établir un trajet fistuleux dont la persistance peut aller jusqu'à deux ans (Allison). La guérison a été beaucoup plus rapide et plus complète, au contraire, dans les cas où l'injection iodée a été faite après la première évacuation du liquide (Boys de Loury, Monod, Duplay, etc). Les mêmes considérations peuvent s'appliquer à l'hydropisie ascite où on désire surtout modifier la nature de la membrane séreuse. Mais malgré cet avantage, on ne doit, selon nous, tenter les injections iodées dans l'ascite, que comme dernière chance de salut, lorsque la maladie doit nécessairement entraîner la mort, ou même lorsque le malaise et les souffrances rendent la vie insupportable. On a recommandé de ne pas évacuer tout le liquide après l'injection, afin de répandre uniformément la teinture iodée sur le péritoine et d'empêcher son contact immédiat avec celui-ci, ce qui peut donner lieu à une péritonite mortelle. Toutefois je ferai remarquer que le péritoine, baigné, distendu depuis longtemps par une grande quantité de sérosité morbide, a perdu la sensibilité qui rend si dangereux à l'état physiologique le contact d'un corps étranger.

L'élimination rapide de l'iode est un bon pronostic. Cette absorption de la teinture d'iode, après avoir produit une excitation locale et temporaire, est encore une condition favorable que ne possédaient pas les autres liquides irritants employés dans le même but. Dans l'hydrocèle, elle a également l'avantage de dissiper les engorgements testiculaires chroniques, pourvu qu'ils ne soient pas constitués par un tissu hétéromorphe.

Relativement à l'hydarthrose, nous ajouterons qu'on ne doit pas faire indifféremment usage de ces injections dans tous les cas. Ainsi, lorsque les lésions portent sur les cartilages articulaires et sur les os, la contre-indication est absolue et formelle, sous peine de s'exposer aux accidents inflammatoires les plus graves; au contraire, si l'hydarthrose est liée à une altération de la membrane synoviale, à un travail phlegmasique sourd, quoique primitif, les injections iodées ne sont ordinairement accompagnées d'aucun accident et le liquide ne se reproduit généralement pas, sans qu'il y ait cependant formation d'ankylose et perte des mouvements. Car, au lieu de déterminer une inflammation adhésive, elles modifient et les fonctions perverties des surfaces sécrétantes et leur texture altérée soit primitivement, soit consécutivement à l'épanchement.

Toutefois, avant de recourir à ces injections, il est prudent de vider, par une simple ponction, le liquide renfermé dans l'article, attendu que dans certains cas ce liquide ne s'est pas reproduit après la ponction (Borelli). De même, après la première injection, lorsque le liquide se reproduit, mais moins abondamment que la première fois, il faut encore, avant de songer à une seconde injection, vider la cavité articulaire par une ponction, car cette ponction seule peut suffire,

CHAPITRE IV.

Ce chapitre comprendra les applications de l'iode au traitement des affections dites médicales. Les faits les moins importants ayant été exposés dans le premier chapitre, j'insisterai principalement ici sur les avantages d'une nouvelle préparation, et j'indiquerai l'influence salutaire des iodiques sur différents états morbides.

Phthisie, etc.

Si le degré de curabilité d'une maladie est en raison inverse du nombre de médicaments proposés contre elle, on doit peu compter sur le traitement curatif de l'affection tuberculeuse; aussi, depuis qu'il est démontré que les tubercules une fois développés ont une tendance fatale à s'accroître et à se ramollir, on se trouve fort heureux quand on parvient à ralentir quelque peu la marche de la phthisie pulmonaire. C'est à peu près le seul espoir laissé aux praticiens par Bayle et Laennec, qui furent eux-mêmes victimes de cette terrible maladie, à l'étude de laquelle ils avaient consacré leurs veilles. Au lieu de se laisser décourager par de tels résultats, le médecin doit, selon nous, chercher à reconnaître mieux que par le passé les causes de ces insuccès, et demander à des médications nouvelles, ou seulement modifiées, les moyens d'empêcher le développement, ou au moins d'arrêter les funestes progrès de la phthisie.

On sait aujourd'hui que la présence de la matière tuberculeuse suppose dans l'économie une disposition spéciale héréditaire ou acquise; on sait aussi que la tuberculisation n'est pas le propre d'un seul organe, et que les tubercules, quel que soit leur siége, sont plutôt l'expression symptomatique d'un état morbide général que la maladie elle-même. De là la nécessité, dans le traitement de la phthisie, de combattre la disposition innée ou acquise, si l'on ne veut pas s'exposer à faire une médecine purement palliative, en s'attaquant seulement aux symptômes de la manifestation morbide. Enfin, soit que la disposition préalable à l'affection tuberculeuse consiste dans l'influence des causes débilitantes qui agissent sur l'organisme, il est surtout important d'en prévenir les effets par une bonne prophylaxie. Mais les moyens indiqués ont été généralement reconnus impuissants et le plus souvent même impraticables ; de même ceux qui ont été employés jusqu'à ces dernières années contre la maladie développée ont plutôt des propriétés calmantes amenant un soulagement momentané que des propriétés curatives bien manifestes, leur action étant trop faible et trop éloignée des organes malades.

Parmi les nombreux médicaments annoncés comme devant guérir la tuberculisation, la plupart n'ont eu qu'une vogue éphémère et sont tombés dans l'oubli avec les théories qui leur avaient donné naissance. D'autres, au contraire, ont été repris à différents intervalles par les observateurs, et ont donné des résultats qui permettent d'espérer que nous touchons à l'époque où l'on n'aura pas à considérer comme irrévocablement voués à une mort plus ou moins prochaine les malheureux dont les poumons sont déjà envahis par les tubercules et ceux qui y sont prédisposés. Les remèdes en faveur desquels l'expérience a prononcé semblent se réduire à deux, l'*iode* et l'*huile de foie de morue*. Nous aurons l'occasion de signaler les inconvénients des huiles naturelles et artificielles proposées dans ce but, et nous verrons que c'est sur la médication iodée qu'on doit le plus compter pour triompher d'une maladie qui, chaque année, moissonne tant de victimes.

L'idée d'appliquer à la tuberculisation pulmonaire le médicament regardé comme un spécifique des scrofules a été suscitée par l'analogie qui paraît exister entre ces deux états morbides, assez souvent confondus chez le même sujet.

On trouve, dans les mémoires de Lugol sur l'emploi de l'iode dans les maladies scrofuleuses, que des états tuberculeux des poumons ont été sensiblement améliorés par le seul usage de l'eau iodée qu'il avait l'habitude de prescrire aux scrofuleux. La quatrième observation de son troisième mémoire est relative à un malade atteint de tubercules cutanés et pulmonaires, chez lequel un traitement ioduré amena la cicatrisation des plaies de la peau, et en même temps une grande amélioration de l'état général, avec diminution remarquable de la toux, des sueurs nocturnes et des autres symptômes de la phthisie pulmonaire.

Avant de nous occuper des inhalations iodées, sur lesquelles nous désirons spécialement appeler l'attention, nous passerons en revue les préparations d'iode recommandées contre la phthisie : ce sont, à l'intérieur, l'iodure de fer, l'iodure de potassium, les huiles iodées, et la teinture d'iode en application sur la peau.

Le proto-iodure de fer a été spécialement recommandé par le docteur Dupasquier, de Lyon, qui reconnut à ce médicament une action tonique, astringente et résolutive. M. Dupasquier a insisté sur ce fait qu'on peut surtout attendre d'excellents résultats de l'administration de ce médicament dans la phthisie constitutionnelle, dans celle qui se développe chez des sujets préalablement dans un bon état de santé, mais dont la constitution s'est profondément détériorée sous l'influence de causes débilitantes, puisées surtout dans la misère et la débauche. N'a-t-on pas assez tenu compte de cette importante distinction ? Toujours est-il que le proto-iodure de fer, préparé selon le procédé de M. Dupasquier, a été loin d'être aussi fovorable aux malades de MM. Andral et Piedagnel, qui l'expérimentèrent en 1842. Nous avons pu constater, dans les observations que notre excellent maître M. Piedagnel a bien voulu nous communiquer, que, dans la plupart des cas, la maladie, fort avancée du reste, ne s'était pas moins terminée par la mort. Chez certains sujets, dont le tube intestinal tolérait bien le médicament, il est survenu des congestions vers la tête, vers les poumons, qu'on a même été obligé de combattre par des émissions sanguines. Ces phénomènes et le nombre des pilules, qui était de douze et même de vingt par jour, nous donnent à penser que les doses étaient peut-être trop considérables; car un médicament, efficace à dose modérée, peut devenir inutile et même nuisible quand la plus grande partie des forces du malade est employée à la digestion du remède. On prévoit les avantages des moyens que nous ferons bientôt connaître, puisqu'ils ne fatiguent nullement les voies digestives, si susceptibles chez les phthisiques.

L'iodure de fer du Codex, que M. Piedagnel emploie exclusivement aujourd'hui, produit des résultats plus satisfaisants qui se traduisent généralement par une amélioration très-marquée. L'année dernière, à l'Hôtel-Dieu, nous avons observé deux malades chez lesquelles la percussion et l'auscultation avaient fait reconnaître les signes du premier degré de la phthisie et chez lesquelles l'usage de ce médicament amena toutes les apparences d'une guérison.

Je ne ferai que signaler l'iodure de potassium dont nous ne conseillerons pas l'usage; car nous avons vu, dans le chapitre 2, qu'il porte assez fréquemment son action sur les organes respiratoires et qu'il a même déterminé des accidents d'hémoptysie. Je noterai seulement que le Dr Luedicke a préconisé ce moyen, dans un intéressant article publié en 1843 (*Médicinische Zeitung*).

Nous ne dirons qu'un mot des huiles iodées qu'on a voulu substituer à l'huile de foie de morue, sous le prétexte évidemment erroné que celle-ci n'agit que par l'iode qu'elle contient. Jusqu'à preuve du contraire, nous regardons l'huile de foie de morue comme devant ses propriétés non pas à un principe, mais à l'ensemble des principes qui la constituent.

La composition des huiles iodées est incertaine; leur saveur n'est pas plus agréable que celle de l'huile de poisson et leur efficacité est bien loin d'être prouvée. Vouloir trop demander aux sciences accessoires à la médecine, est aussi dangereux que d'en négliger les lumières. Que la chimie ait cherché à doser les divers éléments de l'huile de foie de morue, qu'elle se soit demandé quelle est la partie qui revient à chacun dans l'action d'ensemble du médicament, cela se conçoit ; mais on ne peut nullement conclure que l'absence d'un ou de plusieurs éléments n'ôte rien à la valeur du produit.

Du reste, on sait que, même pour des médicaments dont le principe actif a été le mieux démontré et le mieux isolé, on ne remplace pas indifféremment ce médicament tel que la nature nous le donne par celui que l'art nous fournit.

Le raisonnement et l'expérience s'accordent parfaitement sur ce point.

Tout récemment M. Socquet, de Lyon, a rapporté l'observation d'une phthisie au deuxième degré guérie par le sirop iodo-tannique de M. Guilliermont.

La teinture d'iode s'applique au moyen d'un pinceau dans les région sus et sous-claviculaires ; nous l'avons également vu appliquer sur le ventre d'enfants affectés de carreau. J'ignore le degré d'efficacité de ce moyen, qui n'a d'ailleurs aucun inconvénient ; mais il peut être avantageusement remplacé par la méthode des inhalations.

Les résultats généralement peu favorables auxquels sont arrivés les médecins, inspirés par le désir de lutter contre le désespérant pronostic de la phthisie, peuvent s'expliquer par un choix vicieux des substances employées. Nous espérons pouvoir le démontrer en rappelant l'historique de cette médication.

Dès 1826, l'illustre Laennec, ayant observé que les tubercules pulmonaires étaient rares sur les côtes de Bretagne, pensa que le moyen préservatif résidait dans les vapeurs iodées qui se dégageaient des varechs. Et l'on sait qu'il fit placer dans les salles de la Charité une assez grande quantité de ces plantes marines destinées à remplir le même but ; mais, l'expérience ayant démontré l'inefficacité de ce moyen, il y renonça bientôt.

En 1828, Berton adressé à l'Académie royale de médecine de Paris (23 décembre) une lettre dans laquelle il insiste sur l'utilité que peut présenter l'iode en vapeur porté directement dans les organes de la respiration. Baudelocque essaya sa méthode et la reconnut plus nuisible qu'utile.

Scudamore, redoutant pour le poumon l'action irritante de l'iode, cherchait à la tempérer par la teinture de ciguë.

Engelmann prétend que l'air des salines de Kreusnack, chargé de chlorures, bromures et iodures alcalins, améliore rapidement l'état des enfants scrofuleux offrant toutes les prédispositions héréditaires à la phthisie.

En 1831, Murray, employa l'iode pur, qu'il convertissait en vapeurs au moyen de l'eau chaude. Lugol, qui s'occupa avec tant de persévérance de la plupart des préparations iodées, obtint aussi par le même moyen la curation de quelques tuberculeux.

Vinrent ensuite les Drs Dixon et Defuisseaux, qui ont également rapporté des cas de guérison par le procédé de Murray.

M. Ch. Huette a consigné dans sa thèse inaugurale (1850) le résultat de ses recherches sur l'éther iodhydrique. Nous reviendrons sur ce composé, dont les applications thérapeutiques ont jusqu'alors été peu nombreuses.

Le 22 octobre 1850, M. Chartroule a présenté à l'Académie de médecine un mémoire sur l'emploie de la vapeur iodée dans le traitement de la phthisie, mais il s'adresse toujours à l'iode pur.

Enfin, dans un mémoire lu le 24 février dernier à l'Académie de médecine, M. Piorry a fait connaître le résultat de ses observations sur ce sujet. Il a administré les vapeurs d'iode pur et de teinture d'iode. Les expériences tentées jusqu'alors avaient suffisamment démontré les dangers des vapeurs corrosives de l'iode pur ; aussi n'est-on pas étonné d'entendre dire à M. Piorry : une seule aspiration *irrite* peu le conduit aérien ; tandis que plusieurs à la suite les unes des autres déterminent une véritable souffrance du larynx et des bronches, de la toux et les accidents qui peuvent en être la conséquence. D'un autre côté le savant professeur ajoute : sur le plus grand nombre des malades soumis à l'emploi des vapeurs de l'iode ou de la teinture d'iode, on a administré à la Pitié, à la Charité et en ville, de un à trois grammes par jour d'iodure de potassium.

Les aspirations pratiquées de cette manière ne dispensent donc pas d'un traitement interne, et alors où sont les avantages de la médication iodée par les voies pulmonaires?

Sur 31 malades, 4 sont morts, 20 éprouvèrent de l'amélioration et chez les 7 autres, on put constater la disparition des caractères anatomiques appréciables et de la plupart des symptômes.

Ces résultats favorables n'ont pas, au point de vue qui nous occupe, toute la valeur que leur donne M. Piorry, attendu que les malades soumis à ce mode de traitement ont également été *soumis en même temps* aux quelques moyens suivants :

1° Au tartre antimonié de potasse (un centigramme tous les 4 ou 5 jours);

2° Aux astringents, phosphate calcaire, sous-azotate de bismuth, thériaque et autres préparations opiacées;

3° A du sulfate de quinine à hautes doses;

4° A un régime réparateur;

5° Aux narcotiques (op., belladone);

6° Loochs, béchiques et pectoraux, etc.

Loin de nous la pensée de blâmer ces médications variables selon les cas; nous sommes de ceux qui croient qu'on doit traiter le malade et non pas la maladie. Mais il est impossible de conclure en faveur d'un médicament, quand on emploie simultanément les différents moyens auxquels les praticiens s'adressent chaque jour dans les mêmes circonstances. Pour évaluer d'une manière certaine l'utilité d'un agent thérapeutique, il est indispensable de l'employer à l'exclusion de tous les autres.

Les résultats de ces dernières tentatives, pour la plupart infructueux, nous paraissent trouver leur principale explication dans les préparations auxquelles on s'est adressé. L'iode pur est un médicament très-actif, qui ne doit plus être administré à cet état. Il s'agissait donc de trouver une forme pharmaceutique qui, en laissant à l'iode tous ses effets, n'amenât aucun des inconvénients produits par les combinaisons connues. Après avoir cherché, tâtonné, nous avons eu l'idée d'essayer si le chloroforme ne pourrait pas dissoudre l'iode et donner ainsi naissance à un produit dans lequel le métalloïde fût suffisamment mitigé sans avoir subi aucune altération (1).

L'odeur agréable du chloroforme plaît, on peut le dire à tout le monde, ce qui n'a pas lieu pour l'éther iodhydrique qui, d'ailleurs, est un composé iodé. Une autre considération qui nous a engagé dans ces recherches, c'est la rapidité avec laquelle le chloroforme passe dans le torrent circulatoire et la promptitude avec laquelle il en est expulsé ; ce sont enfin ses propriétés anti-spasmodiques et bienfaisantes qui permettent son usage dans la phthisie, où les douleurs, les quintes de toux, la dyspnée, la souffrance des organes digestifs, etc., rendent impossible un autre mode d'administration. L'action irritante de l'iode, non tempérée par un correctif convenable, a été jusqu'à présent le seul obstacle à l'emploi suivi de ces moyens qui paraissent cependant offrir de puissantes ressources contre une maladie si fatalement cruelle.

Reste maintenant à démontrer que cette nouvelle préparation, que l'on pourrait appeler *solution chloroformo-iodique*, ou *teinture chloroformée d'iode*, jouit des propriétés propres aux iodiques et modifie comme eux l'économie tout entière.

---

(1) Le chloroforme dissout l'iode, jusqu'à complète saturation, dans la proportion de 20 pour 100. Cette dissolution, qui contient ainsi le cinquième de son poids d'iode pur, a une densité qui permet de la conserver sous l'eau ; sa couleur est assez difficile à caractériser par des mots. Elle est d'un beau violet très-foncé, avec un joli reflet purpurin. L'éther iodhydrique, représenté par la formule $C^4 H^5 I$, contient $^{81}/_{100}$ d'iode en poids ; mais son odeur souvent désagréable suffit, selon nous, par en rendre l'administration presque impossible, surtout chez les malades qu'on soumet aux inhalations.

Je dois ces détails chimiques à l'obligeance de mon ami Boubair, pharmacien distingué à Paris.

Sa richesse en iode, sa forme de liquide diffusible, constituent les conditions les plus favorables au maximum d'action de l'iode. D'un autre côté, la dissolution étant parfaite, les molécules du métalloïde sont, pour ainsi dire, emprisonnées dans le véhicule. C'est au point que si on en verse quelques gouttes dans un verre à expérience rempli d'urine, d'eau ou de salive, les gouttes tombent au fond sous une forme sphéroïdale. Et soit que le liquide contienne déjà les réactifs appropriés, soit qu'on les ajoute ensuite, il n'apparaît aucune trace d'iodure d'amidon. Si, au contraire, on place au-dessus du goulot d'un flacon renfermant la solution chloroformo-iodique, un papier amidonné sur lequel on verse avant ou après une goutte d'acide azotique, il se manifeste immédiatement sur la partie du papier imbibée par les réactifs une teinte bleue manifeste; celle-ci se fonce plus ou moins vite, selon que le flacon est ou non chauffé par la main de l'opérateur. On a ainsi une preuve évidente que les vapeurs du chloroforme, dont l'odeur est caractéristique, sont chargées d'iode. Cette parfaite solubilité, et cette volatilité qui appartient, du reste, aux deux corps pris isolément, assurent une absorption rapide et complète. Le chloroforme, quoiqu'un peu moins volatil qu'à l'état de pureté, entraîne, comme agent dissolvant, l'iode, qui devient libre, aussitôt sa pénétration dans le torrent circulatoire. En sorte que, sauf son action sédative, il n'a, pour ainsi dire, servi qu'à introduire et à faire tolérer l'iode, tant est rapide son élimination.

On peut employer tous les procédés d'inhalation. J'ai fait usage d'un flacon porté à l'une des narines pendant deux, quatre ou dix minutes. Pour accélérer l'évaporation, il suffit d'agiter un peu, ou mieux de tenir le flacon dans la main fermée. Les premières inspirations produisent un sentiment de calme et de bien-être, sans déterminer les phénomènes de suffocation qu'on observe quelquefois avec le chloroforme seul. Les mouvements respiratoires se font mieux. Au bout de quatre ou six minutes, on éprouve, dans les fosses nasales et à l'arrière-gorge, une sensation d'âcreté extrêmement fugace qui disparaît rapidement en suspendant les inhalations. On peut même la prévenir en faisant arriver la vapeur moins concentrée, ou en faisant de temps en temps une ou deux inspirations d'air pur. J'ai encore éprouvé, mais après plusieurs inhalations, un sentiment très-léger de pression aux tempes ; il se dissipait rapidement.

A l'action sédative qui se manifeste au début, succède bientôt un surcroît d'énergie. Les forces semblent augmentées ; la vivacité de l'intelligence et des sensations annonce que l'iode absorbé a porté son excitation jusque sur les centres nerveux, et qu'il en résulte un retentissement salutaire sur l'ensemble de l'organisme.

Tels sont les effets qu'ont produit sur moi, en moins d'une semaine, des inhalations de deux à huit minutes, répétées cinq à six fois chaque jour. Administré de cette manière, l'iode offre des avantages de la plus haute importance. D'abord on peut fractionner les doses à volonté ; le contact des prises étant intermittent comme les inspirations, ménage la susceptiblité des organes en permettant de prolonger la durée du traitement. Ensuite la surface d'absorption par les voies pulmonaires est plus vaste est plus sûre que par la muqueuse gastro-intestinale. Ajoutons que la preuve évidente que le médicament a imprégné l'économie tout entière, c'est son élimination par les sécrétions. Dix minutes après une inhalation qui avait duré cinq minutes, j'ai constaté la présence de l'iode dans la salive ; au bout d'un quart d'heure, il apparaissait dans les urines.

On comprend facilement que ce moyen convient non-seulement aux phthisiques, mais à beaucoup d'autres affections qui réclament un traitement par l'iode. Et on y aura recours principalement quand on le croira préférable ou quand ce sera le seul possible, à cause de la susceptibilité ou de la souffrance des autres organes.

Seulement on devra toujours, au début surtout, multiplier les séances, au lieu de les prolonger, afin d'habituer le poumon à l'action du médicament.

Enfin, si, comme le pensent certains auteurs, le phénomène le plus grave du choléra asiatique était la coagulation du sang, et si la théorie de M. Dorvault sur l'action intime des iodiques était la vraie, la solution iodo-chloroformée serait le moyen sur lequel on devrait le plus compter : car, d'après ce que nous avons vu dans le chapitre 2, la sécrétion et l'absorption ne se font pas simultanément, et, comme dans le choléra, l'estomac et les intestins sont le siége d'une hypersécrétion abondante, la voie d'absorption la plus facile et la plus sûre serait les voies aériennes.

Loin de nous la pensée de vouloir rien préjuger sur la valeur de ce produit dans une affection aussi terrible que le choléra. Mais nous devons dire qu'après l'avoir essayé avec infiniment de précaution, nous avons reconnu qu'il n'a aucun inconvénient et qu'il plaît beaucoup aux malades, à cause de son odeur. Il nous a surtout paru avantageux dans les cas graves où dominent les phénomènes nerveux, traduits par une constriction épigastrique, de l'anxiété, des crampes, etc., ou lorsque les vomissements ne permettent à l'estomac de rien tolérer. Enfin une vieille femme, chez laquelle une cyanose prononcée existait en même temps qu'une prostration considérable, éprouva une prompte amélioration qui paraît la mettre hors de danger.

On conçoit que le chloroforme amène par lui-même un sentiment de calme qui a au moins l'avantage de faire cesser les angoisses des malheureux cholériques, pendant que l'iode, en vertu de l'action qui lui est propre, va porter son influence sur les centres nerveux, et par cela même sur la circulation.

Le mode d'administration est extrêmement simple : je place sous les narines un flacon ouvert pendant une, deux ou trois inspirations, puis je le retire pour permettre une ou deux inspirations d'air pur, et ainsi de suite pendant quatre ou six minutes. Ces inhalations sont répétées, plus ou moins souvent, selon les cas.

Maladies de l'utérus.

Les affections du col et du corps de l'utérus jouent un très-grand rôle dans le dérangement de la santé des femmes ; j'ai pu le constater bien souvent pendant mon année d'internat à l'Hôtel-Dieu, dans le service de M. Piedagnel, dont l'expérience est aussi étendue qu'éclairée.

J'ai recueilli plus de cinquante observations de maladies de l'utérus guéries par les moyens que je vais indiquer ; car, indépendamment des lits consacrés à des affections de cette nature et constamment occupés, on a la ressource, dans le service de M. Piedagnel, d'une consultation supplémentaire à laquelle viennent un grand nombre de femmes de la ville, ainsi que les anciennes malades, dont on peut ainsi vérifier la guérison après leur sortie des salles.

N'ayant à envisager ici ces affections qu'au point de vue de la médication iodée, on comprend que je doive me borner à quelques considérations pratiques, sans entrer dans les détails que comporte cet intéressant sujet.

J'ai été surtout frappé, dans l'étude des maladies de l'utérus, de la haute importance d'un fait qui explique parfaitement les insuccès que sont appelés à constater, chaque jour, les médecins qui s'occupent attentivement de ces affections d'ailleurs si fréquentes ; je veux parler des sympathies morbides, qui prennent quelquefois un tel caractère d'intensité et de persistance, qu'ils jettent le praticien non prévenu dans une erreur complète de diagnostic, le conduisant à regarder le phénomène secondaire dont il s'agit comme la lésion principale. La thérapeutique, s'appliquant alors à combattre un trouble fonctionnel sympathique d'une lésion dont le siége reste méconnu, fait fausse route et s'épuise en une foule de tentatives qui demeurent constamment sans résultat, ou qui n'obtiennent qu'un effet incertain et passager. Il est néanmoins quelques cas rares où un traitement général suffit ; mais nul ne peut les deviner, et on ne doit l'instituer que quand le toucher et le speculum nous en ont donné l'indication formelle ; autrement on agirait au hasard et on emploierait un traitement palliatif d'autant plus dangereux, qu'il donne une sorte de sécurité, et laisse ainsi progresser l'affection première.

A quelques exceptions près, que nous aurons soin de signaler, M. Piedagnel s'adresse non-seulement à un traitement local, mais encore à un traitement général, qui consiste dans l'usage exclusif de l'iodure de fer...

La médication iodée constitue donc, dans certains cas, la base du traitement, tandis que, dans d'autres, elle est destinée à combattre la manifestation des accidents divers dont se compose la symptomatologie des affections utérines. Cette médication est surtout utile quand il existe différents troubles fonctionnels, un état d'affaiblissement général, qui jette la malade dans l'abattement, et quelquefois même dans le désespoir; car il arrive souvent, quand la maladie a été négligée, que la perturbation générale et les phénomènes pathologiques variés, le plus souvent nerveux, qui s'associent aux effets plus limités des lésions locales, doivent tout d'abord attirer l'attention du praticien. Personne n'ignore combien est grande l'influence pathogénique du moral, et quelles sont les fâcheuses conséquences de la tristesse et de cette inquiétude, de ces insomnies et de cette préoccupation, qui tiennent à l'organe affecté.

Il faut encore avoir recours presque uniquement à un traitement par l'iodure de fer, lorsque les affections chroniques de l'utérus sont liées à la constitution ou à une altération générale de la santé.

Mais, le plus ordinairement, c'est sous l'influence de l'état pathologique local que la santé est troublée, et le traitement local devient par conséquent indispensable.

Cependant, lorsqu'une femme accuse des douleurs lombaires habituelles, se propageant dans les aines et même dans le haut des cuisses, une sensation incommode de pesanteur à l'anus, un malaise ou une faiblesse générale indéfinissable; lorsqu'à ces incommodités exagérées par la marche, la station, les mouvements d'une voiture, se joignent des troubles gastralgiques ou dyspeptiques, de la constipation, des envies fréquentes d'uriner, un écoulement vaginal plus ou moins abondant; enfin, lorsque le toucher et le speculum montrent une altération dans le volume, la densité, la position, la forme, etc., du col ou du corps de l'utérus, le traitement local, bien que le plus utile, est admirablement secondé par l'administration de l'iodure de fer, qui fait rapidement disparaître ces accidents sympathiques en agissant favorablement sur la nutrition.

Dans l'immense majorité des cas, l'iodure de fer, qui ne dispense en rien des moyens locaux, agit comme reconstituant chez ces femmes, le plus ordinairement chlorotiques ou débilitées par les phénomènes que nous avons énumérés. On comprend aussi que la lésion locale marche plus vite vers la guérison, par cela seul que l'organe qui en est le siége participe à la vitalité plus grande, imprimée à l'économie; et c'est au fur et à mesure que cette lésion locale disparaît, que l'appétit, l'embonpoint et tous les attributs d'une bonne santé, font place au cortége inquiétant et pénible des symptômes que nous avons esquissés.

Il est une pratique basée sur des idées qui comptent encore des partisans; elle consiste à soustraire les malades à toutes les causes d'excitation, et surtout à les condamner à un repos absolu. Sous l'influence de ce régime de vie, les digestions se troublent, la nutrition s'altère, et, par le double fait des préoccupations tristes et de la surexcitation nerveuse, déterminée par la débilitation de tout l'organisme, la maladie qu'il fallait combattre, s'aggrave en même temps que se développent de nouveaux troubles.

En soumettant à une exploration attentive les femmes atteintes de leucorrhée, avec douleurs plus ou moins vives dans le bassin, dans les reins, on remarque que, chez beaucoup d'entre elles, la lésion unique consiste dans une sorte de boursouflement, de gonflement mou du col de l'utérus avec de nombreuses granulations.

Dans ces cas, les douleurs sont en général plus vives et réagissent avec plus de violence encore sur les différentes fonctions, et finalement sur la nutrition. Alors le sang appauvri s'échappe plus facilement, et les malades, affaiblies par des pertes abondantes, tombent dans un état de cachexie apparente qui pourrait en imposer et devenir la source des erreurs les plus graves. On obtient au contraire une guérison rapide et radicale par l'usage de l'iodure de fer ; et, si la sensibilité du col utérin n'est pas trop vive, on a recours en même temps à la cautérisation avec le nitrate d'argent ou avec le nitrate acide de mercure, selon l'état des granulations et selon qu'elles existent seules ou compliquées d'ulcérations. On est souvent obligé, dans les cas de ce genre, d'avoir recours aux moyens hémostatiques, afin de donner le temps d'agir aux médicaments, qui parfois ne sont pas applicables dès le début.

Si ces ulcérations sont l'effet d'un vice scrufuleux ou syphilitique, le traitement général par les iodiques est indispensable et à peu près le seul à employer.

L'iodure de fer, qui participe des propriétés du fer et de l'iode, est encore un excellent médicament dans certaines lésions de l'utérus, dont le caractère principal est l'augmentation de volume. Voici quelle est l'origine de cette altération morbide qui, méconnue ou négligée, peut devenir la source de désordres généraux et locaux très-graves. Il arrive un moment dans les affections utérines, comme dans les autres maladies chroniques, où la résolution s'arrête, et où, pour la faire avancer de nouveau, il faut stimuler énergiquement la nutrition. C'est ainsi qu'agissent l'iodure de fer et l'iodure de potassium ; mais ils ne suffisent pas dans tous les cas, et trouvent un puissant auxiliaire dans le moyen suivant :

M. Piedagnel, après s'être assuré que l'organe volumineux (le plus ordinairement c'est le col, alors plus ou moins pâle) n'offre aucun signe d'inflammation, emploie en même temps le cautère actuel, qui produit une sorte d'exutoire, et de plus, excite un travail de dégorgement et de résolution, soit dans le lieu affecté, soit de proche en proche. On a bien pu compter des succès par des moyens généraux seulement, qui agissaient ainsi sur la nutrition de l'utérus par l'intermédiaire de la nutrition générale ; mais, je le répète, on ne doit jamais oublier qu'en attaquant exclusivement les phénomènes généraux, on avance beaucoup plus lentement, et même on court le risque de prolonger indéfiniment le traitement.

Le cautère actuel est encore substitué avec succès aux divers caustiques usités dans la thérapeutique des affections utérines :

1° Lorsque les ulcérations sont fongueuses, plus ou moins profondes, exubérantes, compliquées d'engorgement avec ramollissement ou induration ;

2° Dans les cas d'hypertrophie simple avec catarrhe utérin, et dans quelques ulcérations de mauvaise nature.

Pour ces cautérisations, il faut avoir soin que le fer soit rougi à blanc, autrement il pourrait adhérer aux parties, ce qui exposerait à arracher, en le retirant, l'eschare qu'on vient de produire.

Les cas de congestion passive du col, d'ulcères accidentels, de prolapsus utérins, etc., qui se rattachent le plus ordinairement aux suites de l'accouchement, ne déterminent d'abord que des incommodités locales. Par conséquent, on n'aura besoin d'un traitement général que si la négligence de la malade ou des soins peu éclairés n'ont pas arrêté l'affection qui devient alors la source de divers accidents sur lesquels nous avons déjà appelé l'attention.

Les préparations d'iode jouent encore le principal rôle dans le traitement des ulcères syphilitiques du col de la matrice, dans les leucorrhées, qui ne sont qu'un épisode insignifiant d'un état général auquel le médecin doit ses principaux soins. Il en est de même dans la leucorrhée des femmes à tempérament lymphatique, qui ont eu des gourmes dans leur enfance, et chez lesquelles l'affection leucorrhéique a succédé à une éruption cutanée, comme M. Gibert en a rapporté des exemples. C'est alors que le sirop de deuto-iodure ioduré, sur lequel nous reviendrons, les iodures de potassium ou de fer, sont parfaitement indiqués, selon qu'on a affaire à la diathèse vénérienne strumeuse et dartreuse, en attachant à ce dernier mot la signification que nous venons d'indiquer.

Ainsi nous ne sommes pas partisans des doctrines exclusives ; et si nous admettons que, dans la majorité des cas, les affections de l'utérus sont cause, il en est d'autres dans lesquelles la souffrance des organes de la génération est sous la dépendance d'un état général. Le célèbre aphorisme de Van Helmont, *Propter solum uterum, mulier est id quod est,* souvent applicable aussi bien dans l'état de santé que dans l'état de maladie, n'est donc pas toujours vrai. C'est à la sagacité du médecin qu'il appartient de faire cette distinction pour établir un traitement convenable.

Je crois devoir ajouter à ces remarques les résultats avantageux obtenus par deux médecins étrangers dans le traitement des affections de l'utérus par la médication iodée. Les applications locales qui en ont été faites méritent surtout d'être signalées à l'attention des praticiens.

L'iode a une action résolutive qui peut être utilisée aussi efficacement contre les engorgements de l'utérus que contre les affections chroniques externes traitées avantageusement par ce moyen. Récamier s'était adressé aux pommades iodurées; M. Churchill, le célèbre accoucheur de Dublin, s'est servi avec succès, dans le traitement des congestions, des érosions et des ulcérations du col de l'utérus, d'une solution caustique dont voici la composition :

Iode pur..................	30 grammes.
Iodure de potassium......	ãã 60 grammes.
Eau distillée..............	
Esprit de vin distillé.......	

M. Churchill commence habituellement par l'application de l'acide nitrique ou du nitrate acide de mercure; puis il passe, quelques jours après, à l'emploi de la solution iodée, avec laquelle il badigeonne le col au moyen d'un pinceau. Cette application est répétée une ou deux fois au plus par semaine. Sous son influence, le col diminue bientôt de volume, les érosions disparaissent, et le col reprend peu à peu son aspect normal, etc. Les applications d'iode doivent être continuées un certain temps après la guérison, en les éloignant de plus en plus.

M. Ashwell a rapporté plusieurs observations relatives à des tumeurs dures de la matrice guéries à l'aide de l'iode, et qui nous paraissent dignes d'intérêt. Ces tumeurs, caractérisées par une dureté particulière, s'accompagnaient de douleurs lancinantes aux régions lombaire et hypogastrique, d'amaigrissement, d'un écoulement sanguinolent, etc. L'auteur, qui n'hésite pas à se prononcer sur leur nature cancéreuse, prétend que le mal serait infailliblement arrivé à l'état d'ulcération, et aurait occasionné la mort si on l'eût abandonné à lui-même. Le médicament pris en potion et porté sous forme de pommade jusque sur le col utérin, a amené la guérison dans l'espace de deux mois. Si le remède a échoué quelquefois, il n'a jamais produit d'accidents, et les malades en ont constamment retiré quelque avantage, soit comme calmant des douleurs du *cancer*, soit comme moyen propre à arrêter les progrès rapides de la maladie. Une remarque importante faite par ce praticien, c'est que l'iode n'a une action certaine que dans les tumeurs du col et non du corps de l'organe. Cet effet est d'autant plus précieux, ajoute le médecin anglais, que ce sont les tumeurs du col utérin qui offrent une marche rapide et effrayante.

Maladies de la peau.

Avant d'indiquer le rôle de la médication iodée dans les maladies de la peau, nous croyons devoir exposer quelques données diagnostiques indispensables pour établir un traitement rationnel. Ces données nous feront comprendre aussi pourquoi les iodiques sont plus efficaces, quoique d'un usage plus restreint, depuis qu'on a de ces affections une connaissance plus approfondie et plus étendue; depuis, enfin, qu'on s'est laissé guider par les idées qui veulent rattacher cette branche de la pathologie spéciale à la pathologie générale.

Mais, avant d'instituer un traitement quelconque, il faut reconnaître la maladie contre laquelle on veut le diriger. Et c'est en cela que consiste tout le secret du médecin qui guérit un malade traité sans résultat par ceux qui n'ont pas étudié les maladies de la peau au point de vue clinique et philosophique.

J'ai eu maintes fois l'occasion de faire cette remarque à l'hôpital Saint-Louis; car c'est surtout dans les affections cutanées, dont l'étude est généralement trop négligée et laissée aux spécialistes, qu'on a recours à des moyens thérapeutiques dont l'ancienneté des préjugés a consacré l'usage. Il arrive chaque jour dans les salles, ou à la consultation, des maladies fort aggravées par l'emploi de topiques sulfureux, prescrits par cela seul que l'on s'adressait à une maladie de la peau; tandis que des moyens tout autres auraient fait disparaître l'affection en quelques jours, si un diagnostic éclairé avait été porté. En outre, on fut accoutumé pendant longtemps (et ces idées n'ont pas entièrement perdu leur influence) à ne voir qu'une maladie purement locale soit dans les affections cutanées, soit dans tout autre lésion, qui n'était que l'expression d'un état général; alors, au lieu d'attaquer le mal dans sa source, en combattant directement la cause, on dirigeait tous ses efforts contre l'effet, c'est-à-dire contre la manifestation morbide.

Les insuccès de cette méthode, au moyen de laquelle on aggravait la maladie, et par l'absence de traitement rationnel, et par des topiques le plus souvent nuisibles, ont indiqué aux bons observateurs qu'il y avait une autre marche à suivre. Cette voie était celle du diagnostic, qui, nous ne saurions trop le répéter, ne consiste pas seulement dans la connaissance aride de telle ou telle forme, comme cela ne pouvait manquer d'exister à l'origine, mais dans la connaissance de l'ensemble des conditions qui ont donné à la thérapeutique cette précision qui la caractérise.

De là l'importance de savoir distinguer telle forme, telle variété, qui ne doit avoir que quelques jours de durée et céder à un traitement simple, de telle autre, qui peut résister pendant plusieurs mois, et contre laquelle il faut diriger une médication énergique

(Cazenave). De là, par conséquent, l'importance de ne pas confondre, sous le nom générique de *dartres* (qui entraîne avec lui l'idée d'une nature identique), des maladies qui, différant par leurs causes, leur nature et leur physionomie, réclament nécessairement un traitement tout autre. Et de même que les graines d'une même plante, semées dans un terrain plus ou moins favorable, donneront des produits variables selon les conditions de leur développement, de même une affection cutanée, bien que caractérisée par une même lésion élémentaire (vésicule, pustule, etc.), présentera dans son évolution des lésions secondaires modifiées par le tempérament, la cause, les moyens employés, etc. Et le médecin qui, sans être satisfait de donner un nom en rapport avec l'état actuel de la lésion, cherchera dans la constitution des sujets, dans leur profession, dans la durée de la maladie, etc., les causes qui lui ont imprimé un cachet particulier, arrivera à se rendre compte de telle ou telle variété, et instituera une thérapeutique rationnelle et non uniforme, comme l'aurait fait un logicien amateur des dartres.

• A côté des malades qui viennent à l'hôpital Saint-Louis pour des affections aggravées ou même produites entièrement par le traitement inopportun de quelques boutons insignifiants, il en est d'autres qui, après avoir épuisé l'arsenal pharmaceutique et payé leur tribut au charlatanisme, sont amenés par l'espoir d'une dernière ressource, qui semble leur échapper quand ils voient dans leur prescription un médicament dont ils ont fait usage pendant des mois entiers. Et alors ils refuseraient de se soumettre une seconde fois à un traitement inefficace, selon eux, sans la confiance que leur inspire la réputation du médecin, et la promesse d'une guérison dont une amélioration prochaine est bientôt l'encourageant et rassurant prélude. Ce qu'il a fallu à ce dernier médecin, c'est une sagacité profonde qui l'a conduit à un diagnostic sûr et à l'opportunité d'un remède déjà inutilement employé à une époque où il était inapplicable. Il faut donc tenir grand compte de l'âge, du tempérament, du sexe, etc., afin d'approprier un traitement convenable à chaque cas spécial. Il ne faut donc pas avoir un traitement des dartres, ou des vésicules, ou des pustules; mais modifier les moyens selon les exigences de l'affection; en un mot, traiter le malade et non pas la maladie.

Mais, si l'on ne peut arriver à une indication positive sans diagnostic sûr, il ne faut pas se jeter dans l'excès opposé et multiplier à l'infini les formes morbides, en créant de nouvelles variétés toutes les fois que, sous une influence quelconque, la maladie revêt un caractère qui peut être remplacé par un autre au bout de quelques jours, etc. Ces dénominations particulières, basées sur des caractères aussi fugaces, seraient non-seulement inutiles ou oiseuses, mais finiraient par éloigner peu à peu le médecin de la voie d'une saine pratique.

Pour celui qui connaît l'évolution d'une maladie, il sera facile de trouver, dans les conditions individuelles ou autres, les modifications secondaires ou accessoires dont pourrait se contenter un observateur superficiel; et alors, quand un diagnostic aura été établi par la méthode rigoureuse et sûre que suit M. Cazenave, le traitement sera naturellement tiré des indications fournies par les causes et la nature de la maladie, par le tempérament, l'âge, le sexe, etc., des malades. Ainsi, on administrera les médicaments antiscrofuleux aux malades dont l'affection cutanée est l'expression de cet état général, un médicament purement antispasmodique chez ceux dont l'affection n'est que la conséquence forcée d'une lésion nerveuse, cause première et unique qu'on doit détruire. Néanmoins les topiques viennent puissamment en aide aux autres moyens quand ils sont appliqués par une main habile; il est même des maladies de la peau (gale, favus, herpès circiné, herpès tonsurant, lupus, etc.) dans lesquelles le traitement local suffit ou tient du moins le premier rang. Notons ici que, pour combattre ces affections locales, on s'est même adressé aux préparations d'iode, qui aujourd'hui sont avantageusement remplacées.

Ainsi les connaissances de la pathologie générale viennent donc naturellement s'appliquer aux maladies de la peau. Les causes, les symptômes, la marche, la durée, la terminaison et le traitement, sont soumis aux mêmes doctrines et aux mêmes lois.

L'organisation si complexe de la peau, ses nombreuses et importantes fonctions physiologiques, ses relations ou les sympathies qu'elle a avec toutes les autres fonctions, nous expliquent à combien de formes morbides variées cette enveloppe est sujette, et combien sont variables aussi les sources où une thérapeutique rationnelle doit puiser ses indications.

Ceci posé, on comprendra facilement que la médication iodurée peut convenir à des affections cutanées bien différentes, quant à leurs caractères, mais identiques sous le rapport des conditions qui doivent guider le thérapeutiste.

Bien qu'il nous soit impossible ici d'indiquer autrement que d'une manière générale, comme nous venons de le faire, les applications de l'iode aux maladies de la peau, nous insisterons d'une manière toute spéciale sur deux genres d'affections cutanées (*lupus, syphilides*) qui trouvent dans les préparations iodurées seules des remèdes véritablement héroïques.

Lupus.

Il y a quelques années à peine, la guérison du lupus, quand on l'obtenait, était achetée au prix du sacrifice plus ou moins complet des parties affectées. C'est encore la pratique de la généralité des médecins d'employer des agents chimiques qui ont tous, à un degré plus ou moins élevé, le même inconvénient, celui de détruire un peu plus vite que ne le ferait la maladie abandonnée à elle-même. Grâce aux ingénieuses investigations de M. Cazenave, le lupus est non-seulement curable dans ses variétés les plus hideuses et les plus rebelles, mais la peau, qui en était le siége, n'offre jamais de cicatrices difformes comme à la suite de l'application des caustiques. Et c'est là surtout ce qui donne une valeur thérapeutique immense à la découverte de notre savant maître, car détruire n'est pas guérir. Si, quelquefois, le médecin est forcé de recourir à d'aussi puissantes ressources, c'est quand l'affection locale a une gravité et une incurabilité telles, que la destruction du mal et du tissu malade est indispensable. C'est, en effet, à ce moyen extrême qu'on s'adressait avant que M. Cazenave, aussi bon observateur que praticien habile, n'eut trouvé, on peut le dire, le spécifique du lupus. Témoin de l'heureuse et incontestable influence exercée par l'érysipèle sur le lupus, M. Cazenave, se laissant guider par l'analogie, ce guide si sûr en thérapeutique, chercha un topique qui produisît artificiellement les mêmes résultats que le phénomène morbide, qu'on peut considérer comme un traitement naturel. Il avait en outre observé que certaines applications caustiques font évidemment sentir leur influence sur des points qui ne sont pas touchés et qui néanmoins guérissent bien. Il s'agissait donc de trouver des agents capables de déterminer une fluxion, une inflammation accidentelle aussi forte que possible, mais sans aller jusqu'à l'altération chimique. Après plusieurs essais, il s'arrêta au bi-iodure de mercure à dose très-élevée, et, sous l'influence d'applications plus ou moins nombreuses, donnant lieu à des inflammations locales, vives, mais passagères, il a vu les parties malades se dégorger, les tubercules s'affaisser et disparaître sans laisser d'autres cicatrices que celles qui résultent du retrait de la matière morbide résorbée. Chose curieuse, et qui nous apprend une fois de plus le rôle que joue la posologie en thérapeutique, le bi-iodure, expérimenté par Biett à la dose de 0,40 à 0,60 par 30 grammes d'axonge en pommade, ne tarda pas à être abandonné. M. Cazenave l'employant à dose bien plus élevée, enrichit la thérapeutique d'un des moyens les plus puissants et les plus énergiques, précisément en raison de cette action vive et excitante qu'on avait reprochée à la préparation formulée par Biett. Il s'est arrêté à une pommade contenant parties égales d'excipient et de principe actif. Les proportions d'axonge et d'huile qui constituent l'excipient varient selon la saison, pour que la pommade ait une consistance de bouillie un peu molle et puisse s'étendre facilement sur la peau.

Décrivons les phénomènes remarquables qui suivent l'application du bi-iodure.

La douleur commence habituellement à se faire sentir dix minutes ou un quart d'heure après. Caractérisée d'abord par des picotements, elle augmente pendant une demi-heure ou une heure, produit une sensation de brûlure plus ou moins vive, et persiste ainsi plus ou moins longtemps, suivant l'étendue de la partie qui a été touchée et suivant la sensibilité des malades : en moyenne six ou dix heures. Chez les femmes nerveuses, il faut avoir soin de ne recouvrir chaque fois qu'une petite surface, et alors la douleur, très-supportable, ne tarde pas à être remplacée par un sentiment de tension plus ou moins prononcé. La manifestation de cette douleur s'accompagne d'une congestion violente de la peau et d'un gonflement qui s'établit avec plus de lenteur, mais qui dure plus longtemps. Le lendemain, et même le soir de l'application, non-seulement les points qui ont été touchés sont rouges, tuméfiés, mais l'inflammation *érysipélateuse* occupe les parties voisines dans une certaine étendue et y porte son influence salutaire. Elle commence à diminuer après trente-six ou quarante-huit heures, et, le troisième ou quatrième jour, elle a disparu ainsi que le gonflement. Au bout de quatre à six heures, on voit que l'épiderme est soulevé par un liquide légèrement citrin. Cette exsudation augmente et forme bientôt des soulèvements bulleux qui éloignent le topique de la surface du derme et en arrêtent par conséquent l'action. Ce liquide, comme plastique, s'écoule difficilement par la déchirure de l'épiderme et commence quelquefois à se concréter dès le lendemain. Il va en se desséchant de plus en plus et forme des croûtes épaisses, d'un jaune verdâtre, que l'on ne saurait mieux comparer qu'aux croûtes de l'impétigo avec cette différence que le bi-iodure brille çà et là par des points d'un rouge éclatant. Les croûtes, en se séchant de plus en plus, perdent leur aspect humide, deviennent d'un vert noirâtre, comme cristallines. Elles sont généralement peu adhérentes et tombent du cinquième au dixième jour. C'est alors que l'on reconnaît le changement favorable qui s'est produit : les parties affaissées ont une surface unie, souple, blanche, sans trace d'ulcération.

Sur des surfaces dénudées, bourgeonnantes, les choses se passent de la même manière ; seulement la douleur est immédiate, la fluxion plus prompte, la croûte plus épaisse, plus sèche et plus adhérente. Cette différence trouve une explication toute naturelle dans l'absence de l'épiderme, car l'exsudation séro-albumineuse étant directement en contact avec l'air, se concrète plus rapidement. A la chute de ces croûtes, qui persistent plus longtemps que sur des parties non ulcérées, on constate une amélioration caractérisée surtout par un dégorgement des bords de la plaie, qui a pris un bon aspect et marche vers une cicatrisation régulière.

Les phénomènes généraux consistent dans un sentiment de malaise, de courbature, qui paraît dépendre presque entièrement de la phlegmasie locale et de l'excitation nerveuse déterminée par la douleur. Nous avons cherché et constaté la présence de l'iode dans la salive et dans les urines des malades soumis à ces applications. Ce fait donne une valeur incontestable à l'opinion de M. le Dr Chausit, et nous autorise à penser avec lui que le bi-iodure agit en même temps comme médicament général. M. Chausit avait été conduit à cette opinion par les symptômes généraux que détermine quelquefois l'application de cette substance. Ces accidents, qui ne sont bien marqués que dans des cas exceptionnels, consistent dans de la diarrhée, des vomissements et un peu de sensibilité des gencives; ils disparaissent toujours en vingt-quatre ou trente-six heures. Le passage de l'iode dans les sécrétions rend aussi parfaitement compte du fait suivant, que M. Cazenave a observé plusieurs fois, je veux parler de la diminution de volume des ganglions où vont aboutir les vaisseaux lymphatiques de la partie sur laquelle il appliquait le bi-iodure.

Cette innocuité d'un médicament aussi énergique, appliqué sur la peau recouverte ou non de son épiderme, s'explique facilement par le peu de temps que dure le contact avec la surface absorbante.

Nous avons vu, en effet, que le topique est rapidement et complétement isolé du derme par l'exsudation du liquide albumineux, et que dès lors il devient par conséquent inactif.

Les effets consécutifs sont des plus satisfaisants : après quelques applications, les points hypertrophiés se dégorgent, les tubercules s'affaissent, résorbés par un travail d'élimination, et sont remplacés par des cicatrices molles, superficielles, de niveau avec le reste de la peau. Les lupus les plus repoussants guérissent sans laisser d'autres traces qu'une peau amincie, semée çà et là de points blancs ou rouges, qui persistent plus ou moins longtemps, selon l'ancienneté des cicatrices résultant des caustiques employés précédemment, ou de la maladie abandonnée à elle-même.

Il est, du reste, impossible d'exprimer toutes ces variétés par des mots ; car, dans les maladies de la peau surtout, il faut avoir vu et bien vu pour se faire une idée des changements qu'elles subissent sous l'influence des divers traitements.

Deux ou trois des cas que j'ai pu observer dans le service de M. Cazenave, à qui sont ordinairement adressées ces sortes d'affections, suffiront pour donner une idée de la supériorité de ce traitement encore peu connu.

Observation IX. — La nommée Roger (Esther), âgée de vingt-cinq ans, ouvrière en dentelles, rue Bourbon-Villeneuve, 26, entre à l'hôpital Saint-Louis (service de M. Cazenave), le 28 février 1854, pour un lupus de la face qui a commencé à l'âge de onze ans. Elle s'est toujours soignée et a suivi les traitements de la plupart des médecins spécialistes. La maladie a constamment augmenté et n'a même pas cédé à des cautérisations violentes, qui ont détruit complétement les parties molles et les cartilages du nez jusqu'aux os propres. A son entrée, on constate encore des ulcérations fongueuses, inégales, occupant l'entrée de la large ouverture qui remplace les narines, et toute la lèvre supérieure. Toute la face, à l'exception du front, des paupières supérieures et du menton, est le siége d'un *lupus tuberculo-squameux*, avec des cicatrices dures au milieu des joues. La rougeur, qui est foncée, s'étend de 1 à 2 centimètres en dehors des tubercules, cesse et se continue avec une peau saine et fraîche. La malade n'éprouve dans cette partie qu'une sensation de chaleur après les repas où après une excitation quelconque. La menstruation, qui s'est établie difficilement à l'âge de dix-huit ans, est régulière et assez abondante. La durée est de six à huit jours.

M. Cazenave fait alternativement, sur chaque moitié de la surface, des applications de bi-iodure, qu'il répète tous les huit ou dix jours. Les parties ulcérées sont d'abord attaquées par l'huile animale de Dippel; puis, vers la fin, on met une couche légère de *rouge*. La guérison est à peu près complète le 3 juillet; le 6 août, il ne reste plus que des taches rouges sur la peau, qui est devenue souple.

Observation X. — Giraud (Marie), âgée de trente-quatre ans, entre, le 13 décembre 1853, pour un lupus occupant le nez, la lèvre supérieure et la joue gauche. La maladie a commencé, il y a dix-neuf ans, par un bouton sur la joue, et à toujours augmenté, surtout depuis six ans, malgré l'emploi de pommades excitantes et de cautérisations avec le nitrate acide de mercure. Toutes ces parties sont le siége de tubercules recouverts de squames et de quelques croûtes verdâtres reposant sur un fond rouge vineux. Le nez est volumineux, excepté près de l'orifice des fosses nasales où il y a un peu d'atrophie.

On fait quatre applications sur la joue et sur la lèvre, et trois seulement sur le nez. La dernière a été faite le 6 mai. En juin, la lèvre est parfaitement guérie. Le 1er août (on n'a pas fait de nouvelle application), il ne reste plus qu'un peu de rougeur sur le nez.

Observation XI. — Mlle C. J..., âgée de vingt-six ans, entre, le 15 mai, pour un lupus tuberculo-squameux qui date de l'âge de onze ans, et qui occupe toute la moitié gauche de la face. Au centre de cette plaque, est un tissu cicatriciel dur résultant des cautérisations multiples qui ont été faites depuis une douzaine d'années. Dans les autres points, existent une teinte violacée et des tubercules peu saillants recouverts de squames blanchâtres, plus ou moins épaisses.

M. Cazenave fait la première application, le 30 mai, sur la périphérie seulement; la sixième le 4 août. Il n'y a presque plus aucune trace de tubercule; la peau est souple et n'offre plus que de la rougeur et des squames minces. Le centre, qui n'a pas été touché, est notablement amélioré; on n'y trouve plus qu'une induration qui a toujours diminué à la suite de chaque application.

Il est évident qu'on ne peut remédier aux désordres déjà produits soit par le génie destructeur de cette terrible maladie, soit par l'usage de moyens tout aussi peu conservateurs; mais au moins on arrêtera les progrès du mal; et, loin d'ajouter aux ravages existants, on rendra plus souples et moins difformes les cicatrices exubérantes consécutives à l'action des caustiques, à des ulcérations scrofuleuses, etc.

Maintenant nous ajouterons qu'il est des cas où le lupus s'améliore rapidement, se guérit même par un traitement général. Ainsi, dans les lupus scrofuleux ou plutôt les ulcérations scrofuleuses de la peau, dans le lupus qui se développe comme manifestation d'une syphilis héréditaire, ou chez les malades qui portent les caractères du tempérament lymphatique exagéré, on doit s'adresser de préférence aux antiscrofuleux. C'est alors que la teinture d'iode peut être appliquée avec avantage sur les parties ulcérées; car, indépendamment de la modification locale, on aura le bénéfice d'un traitement général, ainsi que nous l'avons démontré.

Enfin, quand la maladie siége sur les muqueuses, qu'elle a envahi les lèvres, les fosses nasales, l'action du bi-iodure serait trop violente et pourrait déterminer des accidents. Aussi M. Cazenave lui a-t-il substitué un autre produit, qui agit dans le même sens; c'est l'huile animale de Dippel, dont nous n'avons pas à nous occuper ici.

SYPHILIDES.

Les éruptions syphilitiques de la peau sont sans contredit une des branches les plus importantes de la pathologie cutanée; comme elles revêtent les mêmes formes que les autres éruptions, elles sont souvent l'occasion d'erreurs plus ou moins graves. On comprend par conséquent toute l'influence que la connaissance exacte de ces affections doit avoir sur le diagnostic et le traitement. Ainsi, pour prendre un exemple, l'herpès squameux était regardé par Biett comme essentiellement syphilitique; tandis qu'on s'est convaincu bien des fois que telle n'est pas toujours la nature de cet herpès, depuis que M. Cazenave a signalé et décrit l'herpès squameux non spécial. Il est superflu de faire remarquer quelle est la valeur de cette distinction, puisque la thérapeutique s'en trouve radicalement changée. Au lieu du traitement antisyphilitique, qui peut être si dangereux quand il n'est pas appliqué à un sujet infecté, M. Cazenave prescrit l'expectation, qui suffit pour guérir une affection reconnue légère en elle-même et qui ne réclame aucun soin particulier. Il y a donc une égale importance à savoir distinguer les cas dans lesquels il ne faut rien faire d'actif de ceux que l'on doit combattre par des moyens énergiques. Enfin il est des circonstances où il n'est pas permis au médecin d'aller chercher autre part, que dans les caractères de la maladie elle-même, les éléments de son jugement.

Les maladies vénériennes de la peau se manifestent à tous les âges de la vie; aussi importe-t-il au médecin non-seulement de les reconnaître, mais de savoir quels sont les moyens d'en triompher. Elles trouvent leurs plus puissants adversaires dans les préparations iodurées suivantes : les iodures de mercure, l'iodure de potassium, le sirop de deuto-iodure de mercure ioduré, et l'iodure de fer.

Employés d'abord localement par Biett avec des succès réels sur des ulcérations syphilitiques, et même dans quelques affections cutanées rebelles (*psoriasis diffus et p. inveterata, lupus*), les iodures d'hydrargyre furent ensuite donnés à l'intérieur par le même médecin en 1826. Essayant d'abord le proto-iodure aux doses les plus minimes, il étudia son action avec le plus grand soin et put s'assurer que ce médicament ne portait qu'une excitation très-légère sur la muqueuse digestive et ne déterminait qu'exceptionnellement des coliques et de la diarrhée; il en fit alors des applications à plusieurs maladies syphilitiques de la peau, telles que des syphilides tuberculeuses, papuleuses, pustuleuses, serpigineuses. Nous avons été témoin des succès qu'obtient également M. Cazenave avec le même moyen; seulement toutes les formes de syphilis cutanée ne disparaissent pas avec la même facilité, et l'ordre dans lequel je les ai énumérées plus haut, d'après Biett, est aussi celui qui peut servir de guide pour le pronostic; car les syphilides tuberculeuses et papuleuses disparaissent beaucoup plus rapidement que les autres. C'est ainsi qu'au bout de dix à quinze jours, nous avons vu plusieurs exemples de tubercules assez volumineux, et répandus en grand nombre sur la surface du corps, s'affaisser, se flétrir, et marcher rapidement vers une résolution complète. En moins d'un mois, on ne trouve plus d'autres traces qu'une teinte syphilitique sur les points qui étaient le siége des tubercules.

Observation XII. — La nommée T... (Joséphine), âgée de vingt-cinq ans, couturière, passage Tivoli, 22, entre à l'hôpital Saint-Louis le 31 janvier 1854, et sort guérie le 20 mars suivant.

Tempérament lymphatique, constitution affaiblie; les règles ne sont pas venues depuis quatre mois On constate une syphilide tuberculeuse disséminée sur tout le corps; trois plaques muqueuses à la vulve; écoulement; ulcérations des amygdales; voix altérée. A la partie moyenne du tibia droit, deux tumeurs gommeuses du volume d'une noix. Les tubercules sont saillants et offrent une teinte cuivrée des plus caractéristiques; quelques-uns sont larges comme une pièce de 50 centimes. A l'angle externe de l'œil droit, il en est un large, un peu ulcéré, suintant, qui semble indiquer le mode de formation des plaques muqueuses. Le tout a commencé il y quatre mois par des boutons aux parties génitales. — Tis. salsepar.; 2 pilules de proto-iodure; bains de vapeurs.

Le 20 février. Les tubercules cutanés ont presque entièrement disparu; il ne reste plus que la teinte cuivrée; les gommes sont affaissées. Enfin, le 20 mars, il n'y a plus que sur le ventre et les cuisses, où l'éruption était le plus confluente, quelques taches pigmentaires peu prononcées. Il est à noter que dès la première quinzaine du traitement, il est survenu, dans l'état général de la malade, une amélioration très-marquée; la menstruation s'est rétablie (2 mars).

Observation XIII. — P. (Francine), âgée de vingt-quatre ans, entre le 21 mars 1854. Plusieurs antécédents syphilitiques: vers la fin de janvier, mal à la gorge; céphalée sus-orbitaire; quinze jours après, une éruption se manifeste à la nuque, au cuir chevelu, puis sur la poitrine, le ventre, les cuisses, etc., et la figure. Cette éruption est une syphilide pustuleuse lenticulaire, excepté sur le cou et dans le cuir chevelu, où on reconnaît les caractères de l'impétigo. Il existe à la vulve cinq plaques muqueuses; malaise, anorexie, facies cachectique. — Pil. proto-iod. Sortie le 28 mai, la malade se présente à nous en juin et en juillet : tout a disparu. Guérison.

Les syphilides exanthémateuses cèdent aussi très-facilement; les formes pustuleuses, le rupia surtout, sont plus tenaces et ne cèdent souvent qu'à l'emploi simultané du proto-iodure et de l'iodure de potassium. J'en ai observé trois cas bien remarquables dans le service de M. Hardy, avec mon ami et collègue Parrot. Dans l'un, il s'agissait d'un rupia des mieux caractérisés, chez un malade offrant tous les attributs de la cachexie syphilitique. On lui avait administré pendant longtemps, et à diverses reprises, tantôt des pilules de proto-iodure de mercure, tantôt de l'iodure de potassium, sans qu'il en résultât aucune amélioration dans son état. M. Hardy prescrivit les deux médicaments, et cette heureuse association amena en peu de jours un changement favorable.

Le second malade était atteint d'un ecthyma siégeant à la face et au cou, et le troisième d'une syphilide serpigineuse qui occupait les mêmes régions; dans le dernier cas, on appliqua localement la pommade au deuto-iodure.

En général, quand les accidents secondaires syphilitiques paraissent réfractaires au proto-iodure de mercure, on se trouve bien de l'iodure de potassium, qui, ainsi que nous le verrons, est beaucoup plus efficace dans les accidents tertiaires.

L'iodure de fer est indiqué chez les sujets dont la constitution est détériorée et liée à une cachexie syphilitique.

Nous parlerons avec détails du sirop de deuto-iodure de mercure ioduré, de M. Gibert, dans le 6e chapitre. Disons en passant que cette préparation, dont nous avons vu les heureux effets dans le traitement des syphilides graves qui ont résisté oux autres médicaments, ne détermine jamais de salivation.

Observation XIV. — Au n° 53 de la salle Sainte-Marthe, se trouve actuellement une malade affectée d'un impétigo syphilitique de la face et du cuir chevelu, avec croûtes saillantes et volumineuses; elle a en même temps des exostoses aux avant-bras, aux jambes. La maladie de la peau date de cinq mois, et a été précédée, pendant dix mois, de douleurs ostéocopes; l'infection paraît remonter à deux ans au moins. Absence de menstruation depuis trois mois. Le 20 juillet, on prescrit 1 gramme d'iodure de potassium dans un pot de tisane de salsepareille. Le 2 août, les croûtes sont plus sèches, la coloration de la peau est moins prononcée; les règles apparaissent le 12 août; et, aujourd'hui 16, une des croûtes les plus volumineuses, qui siégeait au front, est tombée et laisse voir une surface unie, recouverte d'épiderme, et qui ne se distingue des points non malades que par une coloration plus foncée. La moitié des croûtes est tombée, et la guérison complète paraît ne pas devoir se faire longtemps attendre. Le gonflement des os, qui a disparu aux jambes, est encore manifeste aux avant-bras.

CHAPITRE V.

MODE D'ADMINISTRATION DES IODIQUES, SUBSTANCES INCOMPATIBLES, POSOLOGIE, ACCIDENTS, CONTRE-INDICATIONS, PROPHYLAXIE, ETC.

Mode d'administration.

Il est aussi indispensable de bien connaître le mode d'administration des médicaments que de saisir l'indication dans les maladies. En ajoutant à ces deux conditions tout ce qui se rattache à la posologie, on a le trépied sur lequel repose le succès d'un remède. Qui ne sait, en effet, qu'on détruit les avantages d'une indication bien saisie par l'emploi de doses irrationnelles ou par un mode vicieux d'administration? L'intolérance d'un médicament, les cas réfractaires à un spécifique, peuvent le plus souvent s'expliquer par le défaut d'un mode convenable dans l'application des moyens curatifs.

Nous avons vu que les iodiques pénètrent dans l'économie non-seulement par l'intermédiaire des membranes muqueuses, digestives et pulmonaires, mais par les diverses solutions de continuité, les cavités closes, naturelles et accidentelles, et par la peau recouverte de son épiderme.

On comprend que nous ne devons pas exposer ici toutes les formes pharmacologiques qui servent à l'administration des diverses préparations iodées; aussi, ne donnerons-nous que des indications générales, pour compléter ce que nous avons déjà dit à ce sujet.

La forme pilulaire ne doit être prescrite que quand il n'est pas possible de donner le médicament dans une potion, un sirop, une tisane amère, etc. Les bains iodurés, dont Lugol faisait un fréquent usage, sont à peu près abandonnés; cependant M. Bazin emploie encore les bains locaux, chez différents scrofuleux.

Nous rappellerons ici la judicieuse remarque de M. Sauvan, relativement à l'eau de fleurs d'oranger, dont on se sert si souvent pour aromatiser les potions. Cet hydrolat est en effet presque toujours contenu dans des vases de cuivre étamé, connu dans les pharmacies sous le nom d'*estagnons*. Il en résulte qu'il tient fréquemment en dissolution de l'acétate de plomb, qui, ayant beaucoup d'affinité pour l'iodure de potassium, donne naissance à de l'acétate de potasse et à de l'iodure de plomb.

Le Dr Mojsisovits (de Vienne) recommande d'interdire aux malades qui prennent de l'iode les aliments féculents (pommes de terre, riz, lentilles, etc.), qui ont la propriété de décomposer le médicament, qui se retrouve dans les selles à l'état d'iodure d'amidon. Ceci pourrait expliquer les doses énormes auxquels cette préparation a été donnée par le Dr Buchanan de Glascow (*Gaz. méd.*, 1837. p. 2). Ce dernier dit cependant n'avoir pas trouvé de traces d'iodure d'amidon dans les matières fécales; tandis que le médecin viennois en a toujours rencontré dans les selles de ceux qui mangeaient des farineux pendant leur traitement.

Malgré les modifications que Baudelocque apporta dans cette préparation (bols, conserves, bouillie), pour que les petits malades la prissent avec moins de répugnance, l'administration des doses indiquées par son auteur fut de toute impossibilité. Enfin le dégoût qu'inspire l'iodure d'amidon, et la quantité de pâte qu'on est obligé de prendre, nous ont paru suffisants pour laisser cette combinaison dans l'oubli.

Maintenant, si toutes les préparations iodurées, depuis l'iode en nature jusqu'à l'éponge marine, ont des propriétés analogues, toutes ne peuvent pas convenir dans telle ou telle affection. Il faut donc, en présence du malade, reconnaître celle à laquelle il sera plus avantageux de s'adresser, et il est évident qu'on devra donner la préférence aux composés qui, avec le moins d'inconvénients, permettront d'introduire dans l'économie des proportions suffisantes du principe médicateur; ainsi certains produits sont plus facilement altérables que d'autres et peuvent alors déterminer des accidents.

D'un autre côté, chez beaucoup de malades qui réclament l'usage de l'iode, l'intolérance des voies digestives est telle qu'on est obligé de renoncer entièrement à ce moyen thérapeutique; car la première condition de l'efficacité d'un remède, c'est qu'il aille porter son action bienfaisante sur les organes en souffrance sans troubler ceux qui ne le sont pas. Autrement il aggrave ou complique la maladie, au lieu de rétablir l'harmonie des fonctions. Il était donc de la plus haute importance de trouver un mode d'administration sûr et commode qui permît l'usage du médicament dans les cas de ce genre. Ce mode d'administration nous paraît encore d'une utilité incontestable pour éviter la répugnance qu'inspire l'ingestion des remèdes, surtout chez les enfants et chez certaines femmes dont il faut généralement flatter le goût dans ses caprices, ce qu'il n'est pas possible de réaliser avec toutes les préparations iodurées actives.

Il est des substances avec lesquelles on ne peut associer les iodiques sans qu'il en résulte des altérations ou des décompositions dont le moindre des inconvénients est d'atténuer l'action du remède. Les acides et les substances contenant de l'amidon ou des alcalis végétaux sont généralement incompatibles avec les diverses préparations d'iode. L'iodure de potassium est incompatible avec l'antimoine, le cuivre, le mercure, le plomb, l'argent, etc. Nous ferons remarquer qu'il ne faut pas, autant que possible, se servir de cuillers d'argent pour administrer ce médicament; cette recommandation est du reste moins importante que pour les préparations qui renferment de l'iode pur, mais qui sont fort peu employées aujourd'hui.

Les praticiens doivent encore connaître certaines réactions qui peuvent prendre naissance par suite de l'ingestion ou de l'application de l'iode ou de l'iodure de potassium, après une autre médication qui leur est chimiquement incompatible et *vice versa* (Dorvault.) Ainsi, selon M. Leriche, en administrant simultanément de la noix vomique et une préparation iodée, la noix vomique ne manifestera pas ses effets, si on continue d'associer ces deux substances, tandis que son action deviendra évidente dès qu'on aura supprimé les préparations iodiques. Il est également démontré qu'un médicament dans lequel entre l'iode amène de la salivation quand on l'administre après du calomel ou un autre sel mercuriel. Il y a dans ce cas formation d'iodure de mercure. La vésication, déterminée par des frictions de pommade iodurée, succédant à des applications d'onguent napolitain ou d'emplâtre de Vigo, s'explique de la même manière. On sait, en effet, qu'en mélangeant un peu d'iodure de potassium avec de l'onguent napolitain, on obtient une pommade dont les propriétés sont les mêmes que si elle contenait du bi-iodure de mercure. C'est par l'existence probable de cette combinaison que l'on peut se rendre compte des accidents qui surviennent quand on soumet aux frictions mercurielles un malade qui vient de faire usage de l'iodure de potassium à dose élevée. Par la même raison, on devra se garder de faire entrer dans une même pommade ces deux substances, qui sembleraient devoir donner dans certains cas un résultat plus complet. Tous ces faits, qui sont de la plus haute importance pratique et dont nous devons la connaissance aux sciences accessoires, ont malheureusement reçu leur confirmation. Cependant, si on veut réunir les effets de l'iodure de potassium à ceux du mercure, on peut tourner la difficulté en employant les iodures de mercure ou en associant l'iodure de potassium au mercure préalablement combiné, c'est à-dire à l'état de sel. Ainsi l'expérience a démontré que dans certains cas l'association du proto-iodure de mercure et de l'iodure de potassium amène en peu de temps des guérisons que l'on ne peut obtenir par l'un des deux seulement. En outre, M. Puche (*Bull. thér.*, t. 16, p. 148; 1839) a fait avec succès à l'hôpital du Midi des applications d'une substance complexe, l'iodhydrargyrate d'iodure de potassium (iodure double de mercure et de potassium), que M. Soubeiran avait fait connaître (loc. cit., ibid., fév. 1839) sous le double rapport de sa composition chimique et de la manière de se le procurer. Il a guéri les individus lymphatiques en moins de temps que les autres ; et l'on sait que chez les premiers l'amélioration s'obtient habituellement avec une lenteur qu'on n'observe pas chez les malades à tempérament sanguin, bilieux, etc.

Ces considérations sommaires trouveront leur complément naturel dans ce qui va suivre.

Posologie.

Après un diagnostic bien établi, et avec un bon mode d'administration, le succès d'un médicament n'est assuré qu'autant qu'on saura faire avec opportunité les modifications posologiques convenables. Le médecin doit principalement s'attacher à donner à chaque malade les quantités les plus compatibles, avec la tolérance de son économie, au lieu de chercher à lui faire prendre le plus d'iode que pourra en supporter l'organisme. En suivant ces préceptes, on ne tarde pas généralement à voir se manifester les bons effets d'une médication rationnelle. Ainsi, les fonctions digestives se font mieux ; les malades se sentent revenir, comme le disent la plupart ; leurs chairs deviennent plus fermes ; leur visage devient plus coloré, leur physionomie plus expressive et plus animée.

Ce que nous allons dire s'appliquera surtout à l'iodure de potassium qui est la préparation que l'on administre le plus souvent à l'intérieur. Son administration facile et ses diverses propriétés n'ont aucun des inconvénients de l'iode, qui ne doit plus être confié à l'estomac, à l'état de pureté.

Il est un précepte sur lequel on ne saurait trop insister, c'est d'une part de surveiller attentivement les effets de l'iodure de potassium ; car il peut se déclarer tout à coup une intolérance complète ; d'autre part, de varier les doses suivant les âges, les sexes, les tempéraments, et surtout selon les idiosyncrasies. On voit des doses très-faibles agir rapidement dans certains cas, tandis qu'avec l'apparence de conditions identiques, les mêmes résultats ne sont obtenus chez d'autres qu'avec des doses 2, 4, 6 fois plus fortes. Ces différences qui tiennent aux idiosyncrasies, échappent au jugement le plus solide et à l'œil le plus exercé, et ne peuvent pas être appréciées d'avance, comme il est possible de le faire, d'une manière approximative au moins, pour celles qui proviennent du sexe, de l'âge, du tempérament, etc.

Nous croyons donc qu'il est prudent de commencer par de petites doses (25 centigr. par jour, pris en deux fois), et d'augmenter progressivement jusqu'à ce qu'on soit arrivé à un gramme par jour. Le plus ordinairement, on se trouve bien de s'en tenir à cette dose dans les affections originelles, ou auxquelles on peut appliquer dans toute son acception l'épithète de *chroniques*, et qui réclament par cela même une *thérapeutique chronique.*

Nous pensons que dans ce cas de petites doses longtemps continuées sont préférables aux doses plus élevées de 2, 3, 4, 5, 6 ou 8 grammes auxquelles on est obligé d'arriver dans certaines affections syphilitiques, où il est nécessaire d'entraver promptement la marche rapide d'accidents graves. On ne devra, du reste, élever la dose que graduellement, et après s'être assuré que les premières ne suffisent pas pour lutter favorablement contre la maladie.

M. Ricord administre tout d'abord 1 gram. 50 par jour en trois fois. Si au bout de un septenaire environ, aucun effet ne se produit, il porte la dose quotidienne à 3 gram., puis au bout de quinze jours, il la continue, l'augmente ou la diminue selon les effets produits. D'une part, la susceptibilité de l'organisme, d'autre part, l'habitude de l'économie aux substances médicamenteuses, rendent préférable la méthode des doses progressivement croissantes. Avec une dose exagérée, le médicament n'est qu'en partie absorbé, et on s'expose à voir se produire sur le tube intestinal, ou même sur l'économie tout entière, des troubles ou des secousses qui s'opposent au succès du traitement. Maintenant on trouve dans la pratique des médecins qui se sont occupés de cette question, qu'entre les doses insuffisantes et celles qu'il serait peut-être dangereux ou inopportun d'administrer, il y a une foule de nuances qu'il est impossible de prévoir, et que le médecin peut seul formuler au lit du malade. M. Gauthier (de Lyon), n'obtint la guérison d'une femme entrée à l'hospice de l'Antiquaille, pour des croûtes épaisses répandues en très-grand nombre sur différentes parties du corps, des ulcères du pharynx et de la bouche avec symptômes inflammatoires graves, qu'en arrivant graduellement à la dose de 8 grammes. Un traitement mercuriel, ses doses habituelles d'iodure de potassium qui ne dépassent pas un 1 50 ou 2 gr. (il débute par 25 cent., qu'il double tous les 3 ou 4 jours, jusqu'à 2 gr. au plus), n'avaient amené qu'un amendement peu notable dans les symptômes. Les deux autres faits appartiennent à M. Vidal (de Cassis), qui a triomphé en 22 jours d'une carie du coude avec abcès péri-articulaire, et en 13 jours, d'une vaste ulcération avec carie des os propres du nez, en élevant progressivement la dose d'iodure de potassium à 5 grammes, après avoir employé inutilement l'iodure à dose modérée.

La connaissance des faits exposés dans le chapitre 2, devra encourager les praticiens timides à employer des doses convenables, en même temps qu'elle imposera un frein à ceux qui ont une déplorable tendance à les exagérer. L'*iodure de fer,* sur lequel nous reviendrons, se donne à la dose de 20 centigr. matin et soir en commençant, puis on augmente progressivement, et on est rarement obligé de dépasser la dose de 1 ou 2 grammes, dans les 24 heures.

M. Cazenave administre le proto-iodure de mercure en pilules contenant chacune deux centigr. et demi du principe actif, avec quantité suffisante de thridace; on peut en donner de une à quatre, mais on n'en donne presque jamais plus de deux, qui, chez certaines femmes, suffisent même pour amener un peu de gingivite.

Nous parlerons du bi-odure et des autres composés iodiques dans le chapitre suivant. Si l'on a pu obtenir des guérisons en donnant 7, 8, 10 gr. d'iodure de potassium par jour (Ricord, Gauthier), on est surpris de trouver des faits qui prouvent que des personnes digérant très-bien, douées, comme on le dit *vulgairement d'un bon estomac,* ne supportent pas le médicament, même à petite dose. C'est alors qu'ayant recours à notre méthode, on fera pénétrer dans l'économie, par voie d'absorption, le médicament qui épargnera ainsi la susceptibilité des voies digestives, qui, loin de se pervertir, reprendront toute leur régularité, si elles l'avaient perdue; et rien n'annoncera que le malade fait usage d'un remède violent, si ce n'est le rétablissement graduel de la santé. On peut également doser, d'une manière approximative, au moins l'iode introduit en inhalations, en injections ou en applications locales. Ainsi, sachant que la teinture chloroformée d'iode contient le cinquième de son poids du principe actif, on pourra se servir d'une pipette graduée et mettre, par exemple, 2 ou 3 grammes de solution dans un flacon bouchant à l'émeri. Et alors il sera facile de compter la durée des inhalations jusqu'à ce que le médicament soit entièrement volatilisé.

Relativement aux injections iodées, le dosage sera plus rigoureux; car, pour se rendre compte de la quantité d'iode qui a pénétré dans l'économie, il suffira de connaître préalablement la proportion de liquide laissée dans la cavité et le temps qu'aura duré l'élimination. Quelque considérable qu'ait été l'injection (80 ou 100 grammes), nous n'avons plus trouvé de trace d'iode dans la cavité morbide, après le troisième jour de l'injection. Les réactifs indiquaient, en même temps, la période d'augment et la diminution progressive de l'intensité de la coloration bleue, dans les produits de sécrétion.

Quand on emploie l'iode en pommade, on peut juger approximativement de la proportion qui a été absorbée, d'abord par la quantité de pommade employée, ensuite par l'intensité et la persistance de la coloration bleue qui, dans certains cas (obs. VII, VIII, etc.), n'avait pas encore disparu après une, deux et trois heures.

Toutes choses égales d'ailleurs, plus la teinte, déterminée par les réactifs, disparaît vite, moins est grande la proportion d'iode; car les liquides animaux, et spécialement l'urine, ont la propriété de décolorer l'iodure d'amidon.

L'iodure de potassium doit être administré à faible dose dans le traitement des empoisonnements chroniques par le plomb et le mercure. En effet, comme ces composés sont rapidement éliminés par les urines sous l'influence de ce sel, une dose élevée amènerait, dans un temps donné, la dissolution d'une trop grande quantité des substances plombiques ou mercurielles accumulées dans l'économie, et il serait possible qu'on déterminât un empoisonnement aigu.

C'est ainsi que peuvent être expliquées, selon nous, ces cas de mort rapide survenue chez des malades auxquels on avait donné l'iodure de potassium à haute dose à une époque trop peu éloignée de la cessation d'un traitement mercuriel, car l'observation démontre que le mercure introduit dans l'économie, par une voie quelconque, a peu de tendance à en sortir par lui-même. Il est donc fort important d'avoir à sa disposition un remède qui facilite l'élimination d'un corps dont le séjour prolongé empoisonne la constitution et amène à sa suite les effets les plus pernicieux. Mais cette arme puissante doit être maniée par une main sage et réservée; le médecin apportera l'attention la plus scrupuleuse, en commençant par de petites doses, afin que le poison qui doit être nécessairement produit ne se forme que par fractions successives et insuffisantes pour retentir d'une manière fâcheuse sur l'économie. Si, au contraire, on administre sans tâtonnement et d'emblée une quantité à laquelle on ne doit arriver que progressivement, on risque de donner naissance à une dose toxique capable de déterminer la mort ou seulement des accidents plus ou moins violents, selon la résistance individuelle des malades.

Accidents.

Nous avons déjà donné à entendre que les accidents attribués aux iodiques doivent être imputés le plus souvent au médecin et non à l'agent médicamenteux, qui a le malheur d'être administré par une main inhabile ou imprudente. Dès que Coindet eût annoncé ses succès, on répéta ses expériences, puis on multiplia les applications de l'iode, et de là survint bientôt, comme il arrive presque toujours en pareille circonstance, l'abus de cette substance qui, administrée sans précaution suffisante, détermina de graves accidents. On put alors étudier les différents symptômes de l'iodisme; auxquels d'autres observateurs ont joint la résorption de la graisse, la teinte livide et la sécheresse de la peau, l'abondance des urines qui se couvrent d'une pellicule grasse et irisée, l'exaltation de la sensibilité, l'abattement d'esprit, la disposition, la frayeur, etc. (John de Meinengen) l'atrophie des seins et tout le cortége de la phthisie dite nerveuse.

Gairdner cite l'observation (*Rev. méd.*, t. 1, p. 490) d'une jeune anglaise qui, atteinte d'un goître fort considérable, avait été soumise à un traitement iodé par son frère, étudiant en médecine. La tumeur avait en grande partie disparu, quand le jeune homme crut devoir augmenter la dose afin d'amener plus promptement la résolution d'un noyau induré qui persistait. De vives douleurs d'estomac, de l'anxiété, de l'oppression, etc., n'empêchèrent pas de continuer le remède. Mais bientôt des vomissements presque continuels, des selles fréquentes qui devinrent sanguinolentes et très-rares, des convulsions dans les muscles des bras, du dos et des jambes qui ne lui laissaient pas d'intervalles de repos, etc., inspirèrent de vives inquiétudes pour la vie de la malade. Sa maigreur surtout devint si prononcée que Gairdner n'avait jamais vu un amaigrissement aussi complet et aussi prompt. La malade finit par se rétablir, mais conserva longtemps des troubles gastralgiques.

De semblables accidents, qui furent malheureusement très-fréquents, expliquent pourquoi l'iode, après avoir été accueilli avec ardeur et enthousiasme, fut frappé d'une défaveur universelle et rangé parmi les poisons les plus dangereux. Mais des médecins plus prudents, reconnaissant avec raison que l'abus ou l'usage intempestif de l'iode produisaient ces accidents, l'administrèrent à des doses plus rationnelles et obtinrent encore des succès.

Il est à remarquer toutefois que l'abus des doses n'était pas la condition *sine qua non* des accidents, puisque Bréra parle d'une jeune fille, qui pour avoir pris 7 à 8 centigrammes d'iode en trois pilules pendant trois jours de suite, éprouva du trouble dans la vue, un prurit incommode à la peau, un sentiment d'ardeur dans l'estomac et le long de l'œsophage, etc. (*Arch. gén. de méd.*, t. 2, 2e série). Des faits nombreux prouvent combien est irrégulière et inégale l'action de l'iode pur sur l'économie ; et à côté des susceptibilités organiques que nous avons signalées, nous trouvons des témoignages non moins véridiques qui démontrent que certains individus paraissent presque insensibles à l'action de ce médicament.

Ceci légitime suffisamment l'importance que nous avons attachée au choix du médicament, au mode d'administration et aux règles posologiques formulées dans l'article précédent.

Il peut se développer du côté du larynx des accidents graves qui nous semblent devoir être attribués à l'iodure de potassium prescrit d'emblée à une dose à laquelle on ne devrait arriver que progressivement; aussi n'emploierions-nous jamais ce mode d'administration quand il existe dans l'arrière-gorge des désordres plus ou moins graves qui entretiennent un état subinflammatoire. D'un autre côté, la laxité du tissu cellulaire sous-muqueux des piliers, du voile du palais, des replis arythéno-épiglottiques, etc., ne sont pas moins favorables aux infiltrations séreuses que la disposition morbide que je viens de signaler. Mon cher et laborieux ami Ch. Dufour, qui a mis à ma disposition les nombreuses observations qu'il a recueillies pendant son internat dans le service de M. Ricord, a été témoin d'une angine œdémateuse survenue brusquement chez un malade auquel on prescrivit 3 grammes d'iodure de potassium pour des ulcérations spécifiques siégeant sur les amygdales. Le malade n'en prit qu'une fois; les accidents se montrèrent dès le premier jour, et cédèrent d'ailleurs à des moyens actifs; l'inspection de la gorge faisait voir un gonflement œdémateux du voile du palais, des piliers, de la luette, etc. Après la disparition de ces phénomènes, le malade fut soumis à l'usage de doses petites et progressives qui amenèrent la cicatrisation des ulcères en un mois. Ainsi administré, le médicament peut agir de deux manières : localement, il détermine, comme liquide concentré (3 gram. d'iod. pot. dissous dans 15 gram. d'eau distillée seulement), une irritation plus ou moins considérable, selon l'état des parties et la susceptibilité *individuelle*. Ensuite, on conçoit que l'absorption rapide d'une pareille dose d'iodure de potassium, si peu diluée puisse avoir pour résultat une action plus subite et beaucoup plus intense. On conçoit aussi pourquoi le médicament, en vertu de l'axiome *ubi stimulus ibi fluxus*, manifeste plutôt sur une partie déjà malade des effets évidemment en rapport avec l'exagération de la dose.

Quelque temps après se présenta le fait suivant :

Observation XV. — Le nommé Vignon, épicier, âgé de trente-trois ans, entre le 22 juillet, à l'hôpital du Midi, salle 4, lit n° 19. Le malade raconte qu'il y a six ans, il a eu un chancre qui guérit en huit jours; pas de traitement interne. Un an après, violents maux de gorge qui résistent une année à un traitement interne et externe dont il ignore la nature. L'année suivante, diverses ulcérations profondes au cou, au tronc, toujours incomplétement traitées par des topiques, des purgatifs. Enfin, à son entrée, on constate sur le front des ulcérations serpigineuses à fond grisâtre qui ont commencé, il y a deux mois. Elles sont au nombre de quatre, à bords irréguliers et fournissent une suppuration abondante. Aucune partie osseuse n'est à nu. Le malade s'est appliqué un *vésicatoire au bras droit pour détourner l'humeur*. La voix est rauque. L'examen du pharynx fait voir les cicatrices étendues d'anciennes ulcérations et les caractères d'une inflammation chronique. M. Ricord croit que les ulcérations du front sont consécutives à une syphilide tuberculeuse en groupe, ulcérée, qui a revêtu certains caractères propres au tempérament scrofuleux du malade.

Le 23. — Macérat. quinquina, 3 grammes d'iodure de potassium; eau de Spa; solution iodée au $^3/_{100}$ pour panser les ulcérations frontales.

Dimanche 24. Vignon a toussé toute la nuit. Il est un peu plus enroué. — Même prescription. Après la visite, la raucité de la voix augmente, et s'accompagne vers six heures du soir d'une dyspnée telle que l'interne de garde appelé constate une asphyxie imminente, et croit devoir faire prévenir M. Ricord, qui pratique immédiatement la trachéotomie (vers sept heures et demie du soir). Après l'opération, les symptômes asphyxiques disparaissent. La pince dilatatrice que M. Ricord emploie habituellement, au lieu de canule, est enlevée le 27. Le malade reprend son traitement, et sort guéri entièrement le 22 août suivant.

Bien que, chez ce malade, la dissolution n'ait pas été aussi concentrée, la gravité des accidents peut s'expliquer par les cicatrices qui se prolongeaient probablement jusqu'à l'orifice du larynx, dont le calibre était ainsi amoindri; et alors il est arrivé ce qui se passe quand une uréthrite se développe chez un individu atteint de rétrécissement, c'est-à-dire une diminution du canal qui peut aller jusqu'à l'occlusion complète. Selon M. Rodet, l'iodure de potassium ne détermine jamais d'accidents quand il est administré dans les cas qui réclament rigoureusement son emploi. Les exemples de guérisons de rhumatisme, de cancer, etc., sont des erreurs de diagnostic graves, en ce sens qu'elles entraînent ceux qui les méconnaissent à des erreurs thérapeutiques, et qu'alors on perd un temps précieux à attendre d'un médicament une vertu qu'il ne possède pas. Il n'a jamais vu l'iodure de potassium occasionner d'accidents toutes les fois qu'il a été employé chez des malades atteints de syphilis ancienne, et qui n'avaient subi antérieurement aucun traitement mercuriel, ou qui l'avaient subi longtemps auparavant, et pour des phénomènes d'une autre période. Au contraire, il cite des observations recueillies par lui et par M. Baumès, dans lesquelles la substitution de l'iodure de potassium au mercure, dans le même traitement, ou l'administration du premier peu de temps après celle du second, ont déterminé des accidents redoutables du côté des centres nerveux (diminution de la sensibilité et de la température aux jambes qui vacillaient et ne pouvaient plus supporter le corps, etc.). Ces accidents peuvent dépendre de ce qu'il n'existait pas d'indication à l'emploi de l'iodure de potassium; de ce que le mercure a laissé les organes dans un état qui les prédispose à se dévier de leur action normale sous l'influence d'un remède qui agit à peu près dans le même sens que lui; enfin de ce que le mercure existant encore dans l'économie, éprouve des combinaisons nouvelles qui donnent à l'iodure de potassium des qualités différentes, et le rendent délétère. Il n'y a rien d'étonnant qu'une combinaison quelconque de mercure ne soit modifiée par la présence de ce sel dont les réactions sont si puissantes! Et comme, selon M. Mialhe, le bichlorure de mercure est le résultat constant de la transformation de toutes les préparations mercurielles sous l'influence du chlorure de sodium de l'économie, on pourrait admettre que l'iodure de potassium le transforme en bi-iodure de mercure, un des corps les plus irritants et les plus toxiques.

Sans admettre que le mercure se ramasse dans la trame des os ou des organes et qu'il puisse y séjourner indéfiniment, nous sommes amené à croire, en procédant par analogie et par l'observation des faits, que l'économie n'en est entièrement débarrassée qu'au bout d'un temps qui varie nécessairement suivant la durée du traitement, la constitution des malades et l'activité plus ou moins grande de leurs fonctions; par conséquent, la quantité de mercure à éliminer devra être d'autant plus grande que le temps écoulé depuis le traitement sera plus court; par conséquent les accidents seront d'autant plus à craindre qu'il se sera écoulé moins de temps entre le traitement mercuriel et le traitement par l'iodure de potassium.

Les accidents cérébraux dus à l'action seule de l'iodure potassique annoncent plutôt une stupeur du cerveau qu'une inflammation de cet organe, comme dans ceux qui résultent de l'action combinée des deux médicaments. En outre dans ceux-ci la tête est congestionnée et il y a une véritable céphalalgie, tandis que dans ceux-là le malade éprouve seulement un malaise et une pesanteur de tête.

Mon ami S. Van Gaver a observé l'année dernière à l'hôpital du Midi un cas de mort rapide qui ne reconnaissait pas d'autre cause. En mai dernier, j'ai fait l'autopsie d'un homme qui était entré à l'hôpital Saint-Louis (service de M. Gibert), pour une cachexie syphilitique. Il avait été soumis à différents traitements par les mercuriaux,

On le mit à l'usage de l'iodure de potassium et il fut pris dès le lendemain d'accidents cérébraux auxquels il succomba ; à l'autopsie je trouvai le cerveau congestionné, moins consistant qu'à l'état normal et les lésions qu'on retrouve habituellement dans la cachexie syphilitique. Aucun caractère qui indiquât une phlegmasie des méninges.

Maintenant, il ne faut pas considérer la dose d'une manière absolue, mais tenir compte des idiosyncrasies. Telle quantité qui ne produit rien chez un malade détermine des accidents chez un autre. Ce fait s'est présenté dernièrement à l'observation de M. Nélaton. Il donnait à une femme un gramme d'iodure de potassium en solution, pour une maladie du sein dont le diagnostic était douteux, lorsqu'il survint tout à coup une dyspnée extrême, avec sifflement laryngien. Si l'on joint à cela un œdème de la luette et des piliers du voile du palais, un œdème des paupières avec chémosis séreux, on n'aura plus de doute sur la nature des accidents qui du reste furent calmés par un vomitif. Peut-être la minime quantité de 0,25 ou de 0,50 centigrammes aurait-elle suffi dans ce cas particulier. Néanmoins il faut reconnaître que les accidents iodiques ne sont pas toujours en raison de la dose, comme du reste cela s'observe avec tous les médicaments énergiques.

Le cas suivant s'est également passé à l'hôpital des Cliniques, à la suite d'une injection iodée, chez un jeune homme qui portait aux deux cuisses des abcès par congestion, symptomatiques d'une carie vertébrale. Après avoir vidé l'abcès gauche, M. Nélaton injecta deux fois le contenu d'une seringue à hydrocèle d'une solution contenant une partie de teinture d'iode pour deux d'eau distillée. On ne put en faire sortir que la moitié environ. Quelque temps après, le malade fut pris d'étourdissements, de vomissements séreux, respiration accélérée, pouls filiforme, peau humide, extrémités froides, œdème des paupières, toux croupale, aphonie presque complète. On appliqua un vésicatoire au cou; et on prescrivit l'huile de croton quand les vomissements furent apaisés par l'usage de la glace. Ces accidents, qui furent bientôt dissipés, s'expliquent ici par la dose et l'état du malade. Ils nous prouvent aussi que l'iodure de potassium a, comme les mercuriaux, une action élective et non pas topique.

Les injections iodées peuvent encore déterminer des accidents, comme toutes les injections irritantes, quand elles vont baigner d'une manière plus ou moins directe des filets et des troncs nerveux. C'est ce qu'on a observé dans certains abcès des régions fessière et iliaque. Indépendamment des douleurs violentes, on a constaté des phénomènes nerveux, de la contracture, etc., dans les parties que ces nerfs vont animer.

Contre-Indications.

Les différents moyens que nous avons fait connaître et qui permettent de saturer l'économie d'iode, sans l'intermédiaire des voies digestives, réduisent de beaucoup les contre-indications de la médication iodique. Car la souffrance ou la susceptibilité du tube intestinal ont toujours été les principales causes qui retardaient ou qui empêchaient l'usage d'un traitement interne.

Ce que nous avons dit, sur les effets physiologiques et pathogéniques des préparations iodées, nous dispense de signaler ici certaines contre-indications qu'il est fort important de saisir. Ainsi, avant d'administrer l'iodure de potassium, par exemple, on devra s'enquérir avec soin s'il n'existe pas du côté des organes sur lesquels il porte de préférence son action, certaines complications ou des susceptibilités, dont il faut toujours tenir grand compte.

Quand il existe en même temps qu'une maladie constitutionnelle un état de souffrance de tel ou tel organe, il est important, et quelquefois difficile de distinguer si l'affection est le résultat de la maladie constitutionnelle, ou si elle en est indépendante. Dans le premier cas, en effet, le traitement le plus efficace sera celui que réclame la maladie constitutionnelle; dans le second, il faut d'abord combattre et détruire la complication qui ne manquerait pas de s'aggraver sous l'influence d'un traitement général immédiat.

Beaucoup d'individus naissent avec le germe d'une foule de maladies, et conservent l'apparence complète de la santé tant qu'une cause occasionnelle n'est pas venue jeter le trouble dans l'organisme. Souvent même, la santé ne s'entretient que par une sorte de fonction accidentelle ou accessoire dont la suppression détermine nécessairement un état anormal ou pathologique. Eh bien ! tout médicament capable d'entraver ou de faire disparaître cette fonction supplémentaire, en concentrant toute l'activité sur un point et en y fixant l'irritation, détruit cet équilibre et amène les désordres qui en sont la conséquence.

Ainsi, il faudrait combattre l'inflammation d'un organe déterminée par la suppression de quelque phénomène habituel (fluxion hémorrhoïdale, épistaxis périodique, sueur fétide des pieds, etc), en rappelant la fluxion dans son siége primitif, avant d'administrer l'iode. L'amaigrissement des sujets soumis à la médication iodée, si la dose n'est pas trop élevée, suffit à M. Payan pour suspendre le médicament qui alors irrite, ou du moins n'arrête pas le mal.

La grossesse ne nous paraît contre-indiquer l'emploi de l'iode que pendant les premiers mois de la conception. Wallace le prescrivait chez les femmes enceintes syphilitiques pour prévenir l'infection de l'enfant. M. Rayer en fit autant chez une jeune personne entrée dans son service pour une ulcération spécifique de la gorge. Malgré l'état de gestation assez avancée de la malade, il ordonna les pilules de Sédillot, qui, n'amenant pas la guérison, furent remplacées par l'iodure de potassium, à la dose de 1 gramme d'abord, puis de 2 grammes. Au bout de cinq semaines, la cicatrisation de l'ulcère était complète. L'enfant vint au monde douze jours avant la sortie de la mère ; il était bien portant et n'offrait aucune apparence d'affection syphilitique. Enfin, M. Delfrayssé, de Cahors, dans un travail adressé à l'Académie des sciences (séance du 20 mai 1850), propose la médication iodurée chez les femmes enceintes affectées de vices de conformation du bassin, dans le but de modérer la croissance du fœtus, et de l'empêcher d'acquérir un volume capable de s'opposer à son passage à travers les détroits rétrécis. Il donne à la femme mal conformée, pendant les deux ou trois derniers mois de la grossesse, de 6 à 8 gouttes d'une solution qui contient 1 gramme d'iode pur et 2 grammes d'iodure de potassium pour 30 grammes d'eau distillée. L'iode, en vertu de ses propriétés fondantes, diminue et affaiblit la nutrition de l'utérus, et par suite celle du fœtus que la matrice renferme. Du septième au neuvième mois, la croissance de l'enfant s'arrête sous l'influence de cette médication, sans qu'on ait rien à redouter pour sa vie ni pour sa santé.

Après avoir expérimenté l'emploi de ce moyen sur quelques femelles d'animaux, M. Delfrayssé l'a essayé chez la femme, et rapporte deux observations qui nous paraissent concluantes. Ces faits intéressants nous servent d'introduction naturelle à la prophylaxie iodique, dont nous allons parler en terminant ce chapitre.

Prophylaxie iodique.

Le traitement prophylactique, qu'on a proposé *ab ovo* dans les cas où l'on avait à craindre l'hérédité du goître, de la syphilis, de la scrofule et de la phthisie, ne doit être commencé qu'à une époque éloignée du début de la grossesse; mais il est peut-être préférable d'attendre la naissance et d'administrer le traitement aux enfants du premier âge par l'intermédiaire de la nourrice. Ce traitement préventif doit être continué par intervalle, selon MM. Guersant et Blache, jusqu'à la puberté; car le moindre trouble de l'économie peut devenir cause occasionnelle de la manifestation que l'on redoute. Il va sans dire qu'un régime approprié et des soins hygiéniques convenables seront expressément recommandés.

M. Grange, dans un mémoire adressé à l'Académie des sciences (10 décembre 1849), a exposé le résultat de ses recherches sur l'origine du goître et sur l'influence des terrains magnésiens sur le développement de cette maladie, dont la cause siége dans les eaux potables. On peut prendre le goître à volonté, en allant boire, pendant plusieurs mois, les eaux de sources bien connues par leurs propriétés délétères. Suivant l'auteur, le crétinisme dépend de la même cause; mais il faut de plus que les sujets y soient spécialement prédisposés dès le premier âge. Enfin, M. Grange démontre, par des expériences diverses, que l'usage du sel ioduré, employé pendant une année dans l'économie domestique comme le sel ordinaire, à la dose maximum de 5 dix-millièmes, préserve complétement du goître sans exposer à d'autres maladies.

La même société savante a reçu (séance du 5 février 1849) la communication d'un mémoire de M. Melsens sur l'emploi de l'iodure de potassium pour combattre les affections mercurielles et saturnines. L'auteur, se basant, 1° sur la propriété que possèdent tous les composés insolubles formés par les sels de mercure et les matières qu'on rencontre dans l'économie, de se dissoudre dans l'iodure de potassium; 2° sur la facilité et la rapidité avec laquelle l'économie se débarrasse de celui-ci, cite plusieurs cas de guérison, parfaitement constatés, sur des malades trembleurs par suite du travail au mercure. Chez l'un deux, qui a été complétement guéri, sans cesser de travailler au contact du poison, on a constaté que le mercure éliminé par les urines, à mesure de sa pénétration dans l'économie, sous l'influence de l'iodure de potassium, s'y trouvait à l'état d'iodure. Grâce aux progrès modernes, les cas de ce genre sont heureusement de plus en plus rares. Néanmoins, il est très-rassurant de posséder un excellent prophylactique d'une maladie dont les conséquences sont si rapidement funestes.

Mais si l'iodure de potassium est un moyen précieux à opposer à l'empoisonnement chronique par le mercure, ou par le plomb, l'administration de ce médicament peut devenir très-dangereuse (nous avons insisté sur ce point), s'il rencontre certains composés de mercure dans l'économie, ou plutôt si on n'a pas soin d'administrer de faibles doses.

D'après une note insérée dans le *British american Journal* (teinture d'iode pour faire avorter les pustules varioliques) il suffirait d'étendre cette teinture à l'aide d'un pinceau sur les parties qu'on tient à préserver de cicatrices indélébiles. Cette application doit être au moins faite dès les premiers jours de l'éruption, et être répétée jusqu'aux cinquième et sixième jour. Sous l'influence de ce topique, le gonflement de la peau diminue, les pustules s'aplatissent, et les croûtes qui les remplacent tombent sans laisser de traces.

Enfin, dans une récente communication faite à l'Académie des sciences, le 3 juillet dernier, M. Alvaro-Reynoso conclut d'une série d'expériences sur l'empoisonnement par le curare, que l'iode, sans détruire ce poison introduit dans l'économie, l'altère et retarde la mort, et, de plus, que l'iode en dissolution dans l'alcool est plus efficace qu'en dissolution aqueuse à la faveur de l'iodure de potassium.

CHAPITRE VI.

VALEUR COMPARATIVE DES PRÉPARATIONS IODÉES.

Bien que les différents produits pharmaceutiques dans lesquels entre l'iode aient une certaine analogie sous le rapport de leurs propriétés, tous ne conviennent pas indistinctement à telle ou telle affection. Il en est, en effet, qui sont plus facilement altérables que d'autres, et qui, employées sous certaines formes, peuvent déterminer des accidents ou offrir des inconvénients qu'il importe toujours au médcin de prévenir. Je me propose, dans ce chapitre, de faire connaître la valeur et l'efficacité relatives des diverses préparations iodées, afin qu'on puisse savoir, autant que possible, quelle est celle à laquelle on devra s'adresser de préférence dans un cas donné. Il est évident que je me contenterai d'une indication succincte relativement aux composés sur lesquels l'insuffisance des faits ne permet pas encore de se prononcer, et que, pour éviter des répétitions inutiles, je n'ajouterai aux questions en grande partie résolues dans les chapitres précédents que ce qui sera nécessaire pour les compléter. Je désire spécialement appeler l'attention sur la série d'expériences qui m'ont amené à reconnaître l'inefficacité d'une préparation dont l'usage est extrêmement répandu, et sur les avantages qu'on peut retirer du mode d'application de certaines autres.

Iode.

C'est l'iode métalloïde qui a fondé lui-même sa propre réputation; puis sont venus l'iodure de potassium iodé et l'iodure de potassium neutre.

L'iode pur, même à petite dose, irrite la muqueuse digestive. On l'a employé en pilules, en dissolution dans l'eau, dans l'alcool et dans l'éther. C'est la teinture alcoolique dont on se sert le plus souvent, soit en injection, soit en application topique. Son usage interne est presque abandonné, à cause des accidents maintes fois survenus à la suite de son administration, et parce que nous possédons des préparations qui le remplacent dans la plupart des cas.

L'application de l'iode pur sur la peau, selon le procédé de M. Goin de Saint-Alban, peut être utile dans certains ulcères atoniques; il est absorbé et donne par conséquent des résultats satisfaisants; mais son application est moins simple que celle de la pommade iodée, qui, tout en jouissant des mêmes propriétés, a l'avantage de se répartir d'une manière plus égale sur la surface malade, quelle qu'elle soit, et d'éviter les douleurs intolérables et les cautérisations que détermine souvent l'iode en nature.

Nous avons essayé le mode de traitement préconisé par M. Hannon; chacun peut se convaincre comme nous de ses inconvénients et de son inefficacité. Nous avons renfermé dans une feuille d'ouate d'un décimétre carré environ quelques grumeaux d'iode (10 à 20 centigr.), dose indiquée par le médecin belge. Nous avons déposé l'iode sur l'ouate et replié celle-ci sur elle-même de manière à renfermer l'iode entre deux faces de la feuille. Cette opération terminée, l'ouate et son contenu furent cousus dans un morceau de toile de façon à former un sachet. Ce sachet, qui constitue tout l'appareil de la médication, fut appliqué sur la peau et recouvert d'un morceau de taffetas gommé, destiné à favoriser l'action du médicament et à préserver le linge ou les vêtements qui n'auraient pas tardé à bleuir sous l'influence des vapeurs iodées. En nous entourant de toutes ces précautions, nous avons obtenu tantôt une destruction de l'épiderme avec lequel l'iode semblait s'être combiné, tantôt une vésication plus ou moins violente. Pas d'absorption et des douleurs souvent insupportables; le taffetas lui-même est ordinairement détruit, et cependant nous avons commencé par la dose de cinq centigrammes seulement. La teinture d'iode, qui, selon M. Mojsissowits, n'est pas une simple solution de l'iode dans l'alcool, mais un composé dont la nature n'est pas encore bien connue, devrait être bannie de la matière médicale comme médicament interne, car elle provoque plus que tout autre la fonte des seins, des testicules, la dyspnée, le crachement de sang, les battements du cœur et la constipation.

Teinture chloroformée d'iode. — Nous avons fait connaître, à l'article Phthisie, que cette préparation permet d'introduire, sans aucun danger, l'iode pur dans l'économie, tandis que les vapeurs corrosives de ce métalloïde seul ont été la cause d'inconvénients et d'accidents qui jusqu'alors ont fait échouer la méthode des inhalations. Ayant suffisamment insisté sur l'application facile de ce moyen thérapeutique et sur les services qu'il est appelé à rendre, j'ajouterai quelques mots relativement aux avantages de la teinture chloroformée d'iode sur certaines préparations, notamment sur les huiles iodées, de foie de morue, de poisson, auxquelles on peut la substituer. Indépendamment du dégoût qu'inspirent ces huiles, elles amènent souvent chez les individus où leur emploi est le mieux indiqué, des troubles digestifs qui forcent à en proscrire l'usage. En outre, lors même que les substances huileuses sont tolérées, il faut, pour être absorbées, qu'elles traversent l'estomac, car ce n'est qu'après avoir été émulsionnées et dédoublées en glycérine et en acides gras par le suc pancréatique dans le duodénum, qu'elles peuvent pénétrer dans les vaisseaux chylifères (Cl. Bernard.)

« Les corps gras ne sont point digérés dans l'estomac : ils s'y liquéfient et gagnent la partie supérieure de la masse alimentaire ; ils séjournent longtemps dans le ventricule et occasionnent parfois l'introduction de la bile dans ce viscère; enfin il arrive aussi à la graisse de devenir âcre, irritante, et de déterminer un malaise particulier, un sentiment d'ardeur, de brûlure à la région épigastrique, auquel on a donné le nom de *fer chaud*..... Quelques expériences, dont M. Bernard m'a rendu témoin, démontrent que les matières huileuses, introduites dans l'estomac des lapins, passent en nature dans le duodénum. » (Bérard, *Cours de physiologie.*)

On comprend facilement les difficultés que rencontre l'économie pour faire parvenir dans le sang une quantité d'iode, nécessairement variable, selon que la dose de substances grasses est digérée en partie ou en totalité. Avec la solution iodo-chloroformée, au contraire, on n'est pas exposé à de semblables incertitudes, puisqu'il ne peut y avoir aucune perte par les selles et que l'élimination ne se fait par les sécrétions que quand le sang est saturé du médicament. Il est donc possible, par ce moyen, de connaître rigoureusement la quantité d'iode absorbée et d'offrir à l'absorption une surface plus vaste et plus sûre que celle de la muqueuse gastro-intestinale. D'un autre côté, la teinture chloroformée d'iode offre encore un avantage qui tient au mode d'administration lui-même et à la nature du produit. Je veux parler de l'action locale de l'iode qui se trouve ainsi porté à l'état moléculaire sur la surface interne du larynx, des bronches et des cavernes pulmonaires dans la phthisie au deuxième et au troisième degré. Toutes ces parties doivent nécessairement subir une sorte de cautérisation, qui ne peut qu'amener une modification favorable dans la sécrétion et même dans l'état de ces parties plus ou moins ulcérées.

Teinture d'iode. — L'usage externe de l'iode prend chaque jour plus d'extension, au grand avantage de l'art de guérir. Il suffit pour le démontrer de rappeler les succès obtenus à l'aide des injections iodées, qu'on a non-seulement appliquées au traitement des abcès, des kystes, des hydropisies, etc., mais à la cure radicale des hernies réductibles. M. le professeur Jobert de (Lamballe) vient de présenter à l'Académie impériale de médecine des malades sur lesquels on a pu constater l'oblitération du sac, et par conséquent une guérison complète, par le moyen que M. Velpeau avait tenté avec réserve et prudence, il y a dix ans. Le chirurgien de l'Hôtel-Dieu nous a fait connaître la marche à suivre, dans la ponction du sac. « Toutes les fois que le sac est adhérent aux parties environnantes, toutes les fois que la tunique vaginale n'est pas oblitérée, et qu'il existe une hernie de ce nom, toutes les fois que le sac contient de la sérosité... toutes les fois enfin que la poche herniaire est épaissie, on peut sans hésiter faire la ponction du sac herniaire, en traversant obliquement les diverses couches qui le recouvrent, après les avoir tendues avec une main qui les ramasse, en arrière du scrotum. Toutes les fois que le sac est mince, mobile, qu'il se déplace facilement par la pression, il convient d'employer un procédé mixte, qui consiste à ponctionner le sac seul, quand il est mis à découvert par l'incision préalable des différentes couches. » (Jobert.) La quantité du liquide injecté doit être en rapport avec l'étendue de la poche séreuse. M. Jobert a injecté une ou deux cuillerées de teinture iodée pure. Je ferai remarquer qu'il n'est pas indifférent d'employer telle ou telle solution ; elle doit être plus ou moins concentrée selon les cas, et quand on se sert d'un mélange de teinture et d'eau distillée, on doit ajouter un peu d'iodure de potassium, pour empêcher la précipitation du métalloïde. Cependant M. Velpeau a obtenu les meilleurs résultats d'une injection composée de 50 parties de teinture pour 100 d'eau distillée, et l'on sait qu'alors l'iode est en grande partie précipité (les $^{17}/_{18}$). Je ne m'arrêterai pas sur les nombreuses affections dans lesquelles on a employé la teinture d'iode pure ou étendue ; c'est toujours la même méthode s'étendant à des cas différents, après avoir inutilement tenté d'autres procédés opératoires. Si la teinture d'iode se bornait à développer sur les parties qu'elle touche une inflammation adhésive et exsudative, et à modifier la nature des tissus morbides, leur sécrétion qu'elle peut ramener à des conditions physiologiques, elle aurait déjà une valeur considérable en chirurgie et en médecine : mais nous avons vu que cette action locale est favorablement secondée par l'action générale, qui est la plus importante, la partie malade ne servant que de voie d'introduction du médicament dans l'organisme. Nous avons vu qu'elle est absorbée par les ulcères, en assez grande quantité pour donner dans les urines une coloration bleue d'iodure d'amidon plus ou moins foncée, selon l'étendue de la plaie. C'est un fait que j'ai encore constaté dernièrement chez une femme de soixante-sept ans, qui portait à la jambe un ulcère atonique, large comme la paume de la main. Une heure après le pansement, fait avec de la charpie imbibée de teinture d'iode, commença l'élimination qui ne cessa que vingt-quatre heures plus tard. La réaction des liquides fut d'un bleu foncé pendant huit heures.

L'ulcère, stimulé par ce topique, se couvrit de bourgeons charnus.

Nous savons également que la teinture d'iode passe rapidement dans le torrent circulatoire quand on l'a injecté dans une cavité, de sorte qu'on peut se demander si des guérisons, attribuées au traitement local, ne sont pas dues aussi à l'influence générale qui en résulte. Toutefois, il ne faudrait pas tomber dans l'excès opposé et rapporter tout à la dernière. Je crois que dans les abcès froids ou symptomatiques surtout, ces deux actions s'entr'aident, et que leur concours est indispensable pour arriver à de bons résultats.

D'après ce que nous avons pu voir nous-même, et d'après les observations des autres, que nous avons étudiées, nous avons remarqué que la marche de la maladie semble guider le chirurgien.

Supposons, en effet (et ce n'est pas là une supposition gratuite), deux malades affectés tous deux d'abcès froid : seulement chez l'un, le mal est localisé, et la santé générale n'en est pas moins satisfaisante; l'aspect extérieur de l'autre indique au contraire que tout l'organisme est en souffrance, et que la tumeur sur laquelle le malade veut fixer l'attention du médecin n'est qu'une manifestation symptomatique d'un état grave. On ponctionne le foyer purulent, et on fait une injection iodée qui suffit ordinairement pour amener une guérison prompte chez le premier, mais qui n'a pas la même puissance chez le second dont la constitution a besoin d'être modifiée. Une voie naturelle et sûre étant ouverte à l'iode, on devra chez ce dernier, où la sécrétion du pus continue à se faire, répéter les injections tous les trois ou quatre jours, afin de maintenir une élimination d'iode pendant un temps convenable. Dans un cas de ce genre, l'action locale est évidemment la moins importante, puisque la lésion à laquelle on s'attaque directement n'est qu'une chose secondaire. C'est pour avoir méconnu l'absorption de l'iode dans la cavité des abcès que jusqu'à présent on n'a pas été d'accord sur la valeur thérapeutique de cette médication; les uns ont dit que les injections iodées triomphaient très-vite des abcès froids; les autres, s'appuyant sur un certain ordre de faits, ont soutenu qu'il fallait continuer ces injections pendant longtemps, et que quelquefois même elles n'empêchaient pas une terminaison fatale. Ils ont tous raison; mais, d'un autre côté, on ne doit pas exiger d'un moyen thérapeutique plus qu'il ne peut donner, et il ne faut pas accuser la teinture d'iode, si, par exemple, elle ne guérit pas un abcès par congestion provenant de tubercules des os ou de toute autre affection incurable. Pourtant on ne doit pas dédaigner de s'en servir, puisque, ainsi que je l'ai fait voir, elle a l'avantage d'améliorer momentanément la digestion, les forces, et de rendre ainsi plus supportable l'existence pénible qui précède la mort.

Ce mode de traitement, innocent même dans les cas les moins heureux, est justifié chaque jour par de nouveaux succès.

Observation XVI. — *Abcès froid de la région fessière gauche, pris au début pour une sciatique; injections iodées. Guérison.*

Dusaillant (Antoine), quarante-trois ans, marchand de ferraille, est entré à l'hôpital le 22 mai 1852, se plaignant d'une douleur vive à la région fessière gauche. Cette douleur est accompagnée d'accès fébriles intermittents. La cuisse et la fesse sont gonflées; au pied la sensibilité est abolie. On a cru d'abord à une sciatique, puis à une coxalgie. Mais, le 6 juin, on a perçu une fluctuation profonde en arrière et au-dessus du grand trochanter, et l'on a donné issue, par une incision intéressant l'aponévrose fessière, à un pus bien lié, inodore; aucun os n'a paru malade. Le foyer vidé, puis lavé avec une injection d'eau tiède, on y a poussé une injection iodée, en laissant ensuite une sonde à demeure pour l'écoulement du pus. Trois quarts d'heure après, les urines contenaient de l'iode.

Le lendemain, il s'écoule un liquide séreux ne contenant pas d'iode, et dans les urines on n'en trouve plus. Tous les trois ou quatre jours, on pratique une injection iodée. On fait prendre au malade quelques bains sulfureux, et le 26 juillet, le malade se lève et se promène depuis huit jours. Il reprend de l'embonpoint, et dit se porter très-bien. Depuis une dizaine de jours, il ne sort plus par l'ouverture qu'un peu de sérosité. Guérison parfaite, le 12 août.

Observation XVII. — *Abcès froid de la partie externe et inférieure de la jambe droite; injection iodée. Guérison.*

Le nommé Bonnomain (Antoine), âgé de trente et un ans, marbrier, rue de la Cerisaie, 28, né à Châtillon-sur-Saône (Vosges), entré le 15 juillet, salle Saint-Charles, n° 2 (service de M. Marjolin).

Ce malade, d'une constitution assez forte et d'un tempérament lymphatique, porte, à la partie inférieure et externe de la jambe une tumeur fluctuante, qui a commencé il y a deux mois. Il ne reconnaît pas d'autre cause que celle de s'appuyer constamment sur cette jambe en travaillant. Le mal a commencé par un malaise qu'il rapporta à une foulure et à la fatigue. Le malade raconte que la tuméfaction a d'abord été cylindrique et verticale (comme s'il y avait eu un épanchement dans la gaîne des péroniers). Depuis, la tumeur a toujours augmenté principalement en largeur; les douleurs disparaissaient pendant le repos. Il a continué son travail, en prenant des bains de temps en temps, et en mettant sur sa jambe de la pommade camphrée et des cataplasmes.

Le 15 juillet. On constate une tumeur fluctuante de 12 centimètres de haut sur 7 de large et limitée inférieurement par une ligne passant transversalement à 0,01 au-dessus de la malléole externe; la limite interne est formée par un rebord saillant, osseux, appartenant au péroné, qui semble gonflé.

Le 16. Une ponction est pratiquée, et laisse sortir du pus mal lié, complétement inodore; on ne trouve pas d'os à nu. On injecte d'abord de l'eau tiède pour laver l'intérieur, on voit s'écouler de l'eau salie par le pus, puis quelques caillots de sang noirâtre. On injecte ensuite 100 grammes de teinture d'iode, qui déterminent de vives douleurs. On en laisse séjourner la plus grande quantité durant cinq minutes. L'iode apparaît dans les urines vingt-cinq minutes après l'injection. Au bout d'une heure et même de trois quarts d'heure, on obtient une coloration bleue foncée. — Lim., 2 pots; bouillons et pot. — Catapl.

Le 17. Le malade se trouve soulagé; la pression fait à peine sortir du pus; le soir, la salive et l'urine donnent une teinte bleue claire.

Le 18. Teinte violette des urines traitées par l'amidon et l'acide azotique; le malade demande à manger. — 2 portions.

Le 22. Le gonflement a disparu; plus de douleurs; le péroné paraît reprendre sa régularité, mais il est encore un peu volumineux; l'ouverture est fermée. — 2 port.

Le 25. Le malade se lève et marche sans boiter; bon appétit; pas de fièvre ni de douleur.

Il sort le 30 parfaitement guéri.

Ces deux observations démontrent la vérité de ce que j'ai dit sur la valeur thérapeutique des injections iodées dans les abcès. Quant à ce dernier malade, chez lequel une seule injection a suffi, on pourrait se demander s'il est radicalement guéri, ou si sa guérison n'est que momentanée. Si je pose cette question, c'est que nous avons eu des malades à peu près semblables chez lesquels il s'était formé de nouveau une collection (bien inférieure à la première), et chez lesquels il a fallu employer une seconde, une troisième injection iodée. Il en est d'autres chez lesquels une seule injection a été suffisante. J'avais déjà observé des faits de ce genre à l'hôpital Saint-Antoine en 1850, dans le service de M. Chassaignac; on comprend du reste qu'entre ces deux extrêmes, on rencontre dans la pratique une foule de cas intermédiaires.

Iodure d'amidon.

L'iodure d'amidon dont nous avons déjà signalé les inconvénients sous le rapport du mode d'administration, a été introduit dans la thérapeutique par le docteur Buchanan. Vu les doses considérables d'iode ingéré à la faveur de cette préparation et «l'absence de toute espèce de symptômes qu'on puisse lui attribuer » (*Gaz. méd. de Londres*, décembre 1836) nous sommes disposé à croire qu'une grande partie du médicament traverse le tube digestif, sans être altérée. Toujours est-il que malgré les succès rapportés par le chirurgien de l'infirmerie royale de Glascow, l'iodure d'amidon est à peu près inusité à l'intérieur. M. Buchanan ne l'a, du reste, administré « que chez les personnes qui n'ont ni une faiblesse d'organisation remarquable, ni aucun symptôme d'altération du côté des voies digestives.

A l'extérieur, je ne sache pas qu'il ait été employé depuis M. Burguet, de Bordeaux, qui, cependant, obtint un résultat des plus satisfaisants, chez un homme atteint d'ascite. Un très grand nombre de moyens avaient été inutilement employés contre cette maladie. M. Burguet, se rappelant que l'iodure d'amidon avait été conseillé par quelques médecins contre la péritonite puerpérale, pensa que ce topique pourrait être également utile contre l'ascite. En conséquence, il ordonna que l'abdomen du malade fut couvert d'une couche assez épaisse d'amidon ioduré (un gramme et demi d'iodure sur cent grammes d'amidon). Dès les premiers jours, il fut facile de reconnaître que les urines, la sueur et les crachats exhalaient une odeur très-prononcée d'iode. Bientôt l'infiltration des membres inférieurs s'effaça, et sans autre médication l'ascite disparut rapidement. Pour empêcher la peau de se parcheminer, comme cela arrive promptement quand on la recouvre d'iodure d'amidon, M. Burguet avait le soin d'y faire faire de fréquentes lotions) *Abeille méd.*, mai 1847).

Iodure d'ammonium.

L'iodure d'ammonium ou hydri-odate d'ammoniaque, d'une saveur âcre, est très-soluble dans l'eau et très altérable à l'air. Il a été recommandé contre le psoriasis, sous fo me d'une pommade contenant une partie de ce corps sur neuf parties d'axonge. Frictions matin et soir. On pourrait l'employer à l'intérieur dans les mêmes cas que l'iodure de potassium, car il jouit des mêmes propriétés; mais il paraît être un peu plus actif, probablement à cause de sa prompte altération à l'air qui le transforme en iodure iodé.

Nous n'avons rien à dire d'important sur l'*iodure d'argent*, préconisé par M. Serre, de Montpellier et expérimenté par M. Ricord à doses réfractées. L'iodure de baryum quelquefois employé en solution (un gramme par litre d'eau) et en pommade (une partie sur vingt) contre les scrofules, est également inusité aujourd'hui.

Iodure d'arsenic.

Son action physiologique ressemble beaucoup à celle de l'acide arsénieux, mais modifiée par l'iode. Il est rapidement absorbé et l'on peut constater la présence de l'iode dans l'urine et les autres sécrétions peu de temps après que l'iodure a été pris. Les recherches furent au contraire négatives pour l'arsenic (Todd Tompson, *the* (*Lancet,* 1838).

Pris à l'intérieur, il agit d'abord comme tonique; mais il faut surveiller les effets avec beaucoup de soin et en suspendre l'emploi au premier indice de son action corrosive sur les organes. Tompson dit en avoir obtenu de bons effets dans les affections carcinomateuses des mamelles, dans la lepra vulgaris et dans plusieurs cas graves d'impétigo.

Biett l'a employé en onguent dans quelques maladies de la peau invétérées.

Enfin, l'iodure d'arsenic joue le principal rôle dans le traitement du favus par M. Neligan, de Dublin. Ce dermatologue le donne en pilules et en poudre, à la dose d'un dixième à un quart de grains, en augmentant graduellement ; un quinzième de grain chez un enfant de six ans, et d'un dix-huitième à un vingtième de grain chez les enfants plus jeunes. En même temps, il emploie localement les cataplasmes pour faire tomber les croûtes, les lotions alcalines, etc., auxquels il ajoute le bonnet de soie huilé, qui entretient autour de la tête une véritable atmosphère d'humidité. Quand le traitement a été continué pendant trois semaines ou un mois, on suspend l'usage des topiques et on laisse pousser les cheveux, pour voir si les champignons du favus se reproduiront, auquel cas on revient aux applications locales. On continue l'administration de l'iodure d'arsenic jusqu'à la guérison complète.

Éther iodhydrique.

La richesse en iode de ce composé, qui en contient plus de $^{80}/_{100}$ de son poids, sa combinaison avec l'hydrogène et le carbone, semblent en faire un médicament facilement assimilable. Mais il est aussi facilement altérable, et son odeur, qui ressemble assez à celle de l'éther sulfurique, est parfois extrêmement désagréable. Cela tient probablement à son plus ou moins de pureté. Enfin, pour éviter qu'il se décompose, on est obligé de le conserver à l'abri de la lumière.

M. Monneret a essayé les inhalations d'éther iodhydrique sans résultat bien marqué. Nous avons obtenu avec le même moyen, sinon une guérison, au moins une amélioration des plus sensibles dans un cas de phthisie au deuxième degré. Néanmoins, nous pensons que l'éther iodhydrique rendra plus de services, administré sous la forme de sirop, que M. le professeur Soubeiran vient de préparer et qu'on expérimente actuellement.

Iodure de fer.

C'est un excellent médicament qui participe des propriétés du fer et de l'iode. Tous les reproches qu'on lui a adressés viennent, selon nous, de ce qu'il s'altère avec une extrême facilité, à moins qu'il ne soit sous la forme de sirop, comme on le prépare à la pharmacie centrale des hôpitaux. Sous la forme pilulaire, c'est une préparation très-infidèle, à moins que les pilules ne soient protégées par une sorte de vernis imperméable à l'air, ainsi que l'a fait M. Blancard.

Le sirop d'odure de fer est une des formes qui se prêtent le mieux au passage de l'iode dans les sécrétions. L'amidon et l'acide azotique donnent immédiatement la teinte n° 4. Nous ajouterons, à ce que nous avons déjà dit de ses applications thérapeutiques, qu'il nous a paru préférable aux préparations ferrugineuses chez les jeunes filles chlorotiques qui se plaignent de tiraillements d'estomac et de flueurs blanches abondantes. Il rend encore de grands services dans plusieurs variétés de l'affection scrofuleuse accompagnée de symptômes asthéniques. M. Bazin l'administre à la plupart de ses malades, et surtout à ceux qui sont affectés de porrigo favosa, et dont la constitution est habituellement détériorée. Bien entendu que ce moyen ne dispense nullement du traitement local qui est de beaucoup le plus important.

Enfin, l'iodure de fer donne des résultats avantageux dans les cas où les toniques doivent être joints à la médication antivénérienne, surtout lorsque le vice scrofuleux, le lymphatisme viennent compliquer la syphilis constitutionnelle. Il apporte une modification favorable dans l'état du malade; et la cause qui entravait la marche de l'affection n'existant plus, la guérison ne se fait pas longtemps attendre. C'est aussi un des agents les plus précieux pour combattre les ulcérations profondes de la gorge, aggravées ou entretenues par un traitement mercuriel. Et à ce sujet nous signalerons une erreur déplorable qui fait considérer, comme dû à la syphilis, tout ulcère coexistant ou développé pendant le cours de cette maladie, tandis que souvent la lésion est produite ou entretenue par l'usage intempestif des médicaments dont il faut savoir cesser l'emploi.

Le docteur Tompson cite trente cas dans lesquels l'iodure de fer a été donné avec succès : 1° dans la scrofule; 2° dans la chlorose; 3° dans les carcinomes; 4° dans des cas de cachexies et d'éruptions syphilitiques.

Iodoforme.

L'iodoforme (iodure de carbone), malgré son énorme équivalen d'iode (plus du $^9/_{10}$ de son poids), a une saveur douce et n'a rien de corrosif. Autrefois, son prix était si élevé qu'on ne pouvait facilement l'employer; mais M. Bouchardat a indiqué un procédé de le préparer aussi économiquement que les autres produits d'iode. Néanmoins l'usage en est encore peu répandu en France. A l'étranger, le docteur Litchfield l'a employé contre les engorgements glandulaires, contre l'eczéma chronique, la lèpre, le psoriasis, etc. M. Glower l'emploie également dans les maladies de la peau, sous forme de pommade contenant 4 grammes d'iodoforme pour 32 grammes de cérat simple. Dans le traitement du goître, il le donne en même temps à l'intérieur, en commençant par 10 centigrammes en trois pilules. Il ne dépasse jamais la dose de 15 centigrammes.

Suivant ces médecins, les résultats obtenus par ce moyen sont extrêmement favorables.

Le seul effet physiologique qui ait été noté est l'augmentation dans la quantité des urines.

Iodures de mercure.

Introduits dans la thérapeutique presque en même temps que l'iode, les iodures de mercure ont été étudiés avec soin par plusieurs praticiens célèbres, notamment par Biett, qui les employa dès 1821 à l'hôpital Saint-Louis ; car si la première idée de l'iode combiné au mercure appartient au professeur Odier, de Genève, qui en montra un échantillon à la Société médicale de cette ville au mois de septembre 1814, séance à laquelle assistait Biett, c'est à ce dernier qu'en sont dues les premières applications thérapeutiques.

Le *proto-iodure*, convenablement administré, ne détermine qu'une excitation très-légère sur la muqueuse gastro-intestinale ; il est surtout héroïque dans des cas de syphilides tuberculeuse, papuleuse, érythémateuse, squameuse, pustuleuse, etc. ; dans quelques cas de tumeurs gommeuses et de lupus syphilitique. On obtient encore des modifications très-promptes dans certains cas plus graves où ces formes sont compliquées d'ulcérations du derme, des muqueuses ou d'autres altérations. Toutefois, il faut bien savoir que le proto-iodure perd de son efficacité à mesure que la vérole vieillit, tandis que l'iodure de potassium en gagne dans la même proportion ; au lieu d'être succédanés l'un de l'autre, ces deux médicaments ne font au contraire que se compléter. C'est du moins ce qui résulte de cette progression en sens inverse : celui-ci suffit ordinairement dans les dernières poussées des accidents constitutionnels, celui-là dans les premières. Nous avons vu qu'on peut avantageusement les associer dans les périodes moyennes surtout.

Sous l'influence du proto-iodure d'hydrargyre, administré avec prudence, on voit disparaître les symptômes un à un; et pendant que le médicament neutralise le virus, le corps n'est que le théâtre silencieux de cette lutte du remède contre le mal, dont on peut sûrement prédire l'issue dans les premières manifestations des accidents constitutionnels.

Relativement à la syphilis, on peut dire qu'avec le proto-iodure de mercure et l'iodure de potassium nous pouvons combattre victorieusement les accidents morbides contre lesquels on dirige la médication.

A l'extérieur, le proto-iodure s'emploie en pommade depuis 1, 2, 3 et même 4 grammes pour 40 ou 60 grammes d'axonge; cette pommade, qui doit être verte, est le plus souvent jaune serin ou orangé. Ces colorations résultent de la présence du sesqui-iodure et même du bi-iodure, circonstance qui ne doit pas échapper à l'attention des praticiens, puisque la pommade est ainsi rendue beaucoup plus active. Enfin MM. Biett et Cazenave ont vu plusieurs fois de larges et profonds ulcères de la gorge se déterger peu à peu, s'animer et se cicatriser bientôt sous l'influence d'un mélange (au 12e) de proto-iodure et de miel rosat, avec lequel on les touchait à l'aide d'un pinceau.

Le *bi-iodure* ou *deuto-iodure de mercure* est un médicament très-énergique, qui a été rarement employé pur à l'intérieur. M. Gibert, qui avait fait en 1836 quelques expériences avec ce produit à l'hôpital de Lourcine, reprit, en 1840, à l'hôpital Saint-Louis, ses essais thérapeutiques sur ce composé, que M. Boutigny, pharmacien à Paris, avait eu l'idée d'unir à l'iodure de potassium et d'en faire un sirop. Le bi-iodure se dissout dans une solution d'iodure de potassium, avec lequel il se combine pour former un iodure double de mercure et de potassium, « qui paraît particulièrement applicable aux cas précisément les plus difficiles à traiter, savoir : les syphilides graves qui ont résisté aux remèdes ordinaires, et les éruptions scrofuleuses qui se rapprochent pour la forme et l'aspect des éruptions syphilitiques (Gibert, *Acad. de méd.*, séance du 14 septembre 1841). » Une cuillerée à soupe contient 25 grammes de ce sirop ou 1 centigramme de bi-iodure et 50 centigrammes d'iodure de potassium.

« La proportion d'iodure de potassium contenue dans le sirop est au delà de celle qui serait nécessaire pour tenir le bi-iodure de mercure en dissolution ; mais outre qu'elle met obstacle à la décomposition de celui-ci en échangeant de base avec les sels qu'on rencontre toujours en plus ou moins grande quantité dans l'eau dont on se sert pour faire le sirop, elle a encore une action thérapeutique directe qui nous paraît fort utile dans les circonstances où nous employons de préférence le sirop de deuto-iodure ioduré (Gibert, *Bull. thér.*, t. 26, p. 415). »

On peut substituer à ce sirop, dans les cas rares où les malades s'en dégoûtent, des pilules qui contiennent les mêmes doses médicamenteuses que 25 grammes de sirop.

Nous avons fait connaître à l'article *Lupus* les heureux effets du bi-iodure employé extérieurement. On laisse ordinairement de sept ou quinze jours d'intervalle entre chaque application, car la vitalité imprimée aux tissus continue son action même après la chute des croûtes. On pourrait, en ne touchant que de petites surfaces le même jour rapprocher les applications de manière à entretenir une excitation continuelle ; à cet avantage probable s'en joindrait un autre qui n'a pas une moindre importance chez les femmes surtout, celui de déterminer des douleurs moins vives.

M. Cazenave emploie encore, dans certaines formes sèches d'*acne sebacea*, et dans quelques formes de lupus végétants, une solution éthérée contenant 0 gr. 75 de bi-iodure par 30 grammes d'éther, et d'une autre dans laquelle 4 grammes de bi-iodure sont dissous, à la faveur de l'iodure de potassium, dans 30 grammes d'éther.

M. Hardy emploie trois sortes de mixtures, dans lesquelles entrent 15 grammes, 10 grammes, 5 grammes de bi-iodure pour 30 grammes d'eau et 2 grammes de gomme adragante. Il s'en sert avec succès pour combattre la *scrofulide cutanée,* quand la constitution a été préalablement modifiée par un traitement approprié.

L'*iodure d'or,* comme toutes les préparations dans lesquelles entre ce métal, est rarement administré par le médecin. Cependant M. Pierquin a conseillé l'usage de ce composé insoluble contre les affections vénériennes aiguës ou chroniques; mais d'autres préparations le remplacent avantageusement sous tous les rapports.

Iodure de plomb.

A Paris comme en province, dans les hôpitaux comme dans la clientèle privée, se trouve une pommade iodée dont l'usage est si répandu et la couleur tellement caractéristique, que pas un médecin ne se méprend sur sa nature quand un malade, venant le consulter, dit avoir déjà fait usage d'une pommade jaune. On a nommé la pommade à l'iodure de plomb, qui a au moins l'avantage de n'être confondue avec aucune autre.

L'iodure de plomb est, en effet, un des plus beaux produits pharmaceuto-chimiques, et sa brillante couleur, d'un jaune-citron, suffit pour le faire reconnaître même par ceux qui ne peuvent juger des médicaments que par leurs caractères physiques. Il reçut, dès sa naissance, un accueil extrêmement favorable, et on espérait (probablement à cause de sa composition chimique) en retirer de grands avantages. Aussitôt connu, il fut donc expérimenté par plusieurs médecins et chirurgiens des hôpitaux, entre autres par Bailly à l'Hôtel-Dieu, Fouquier à la Charité, M. Velpeau à la Pitié. Comme on lui supposait une action très-énergique, on commença par des doses très-minimes (0 gr. 0035) ; mais on éleva bientôt la dose à 1 gr. et même à 1 gr. 50, et cela sans obtenir plus de succès. Les belles espérances qu'il semblait promettre ayant éte déçues, son usage interne fut peu à peu abandonné, et on ne l'employa plus qu'en pommade, que beaucoup de médecins prescrivent, à l'exclusion des autres pommades iodées, sur la foi de leurs prédécesseurs ou de leurs maitres. Ayant observé, dans les hôpitaux, que des tumeurs recouvertes de cette pommade pendant des mois entiers n'éprouvaient aucune modification ou seulement une diminution peu marquée, et cela dès le début, je me suis demandé s'il ne serait pas possible de connaître la valeur de cette préparation. Comme le principe actif des pommades efficaces est absorbé et se retrouve dans les sécrétions ; comme, d'un autre côté, l'économie n'est modifiée par les iodiques qu'autant qu'elle en est imprégnée, ce qu'il est facile de constater, j'ai voulu savoir quels phénomènes se passaient chez les malades soumis à cette médication.

Les recherches auxquelles je me suis livré, en m'entourant des précautions les plus minutieuses, m'ont démontré que la pommade à l'iodure de plomb est une substance complétement inerte. Soit qu'on en fasse des frictions sur la peau recouverte de son épiderme, soit qu'on la dépose sur des solutions de continuité naturelles ou artificielles, il est impossible de retrouver dans les produits de sécrétion *la moindre trace* d'iode, même avec l'intervention du taffetas gommé. Et l'on n'a pas oublié que la minime proportion d'un cent millième devient manifeste avec les réactifs que j'ai indiqués dans le chapitre 3. Ce médicament n'a donc aucune espèce d'action générale, et ne peut tout au plus agir localement que comme un corps gras quelconque.

Après quinze jours, un mois et même six semaines de résultats négatifs avec cette préparation, j'appliquais sur les mêmes surfaces la pommade à l'iodure de potassium iodée, et jamais, ainsi qu'on l'a vu dans les observations 2, 4 et 5, l'élimination n'a fait défaut trente-six ou quarante-huit heures, rarement quatre-vingt-seize après la première friction ou le premier pansement ; et vers le sixième jour, c'est-à-dire quand l'absorption était aussi considérable que si on avait confié l'iode aux voies digestives, apparaissaient les effets généraux et locaux : augmentation de l'appétit, des forces ; diminution des douleurs, etc.

Observation XVIII. — *Scrofules, affections des os du métacarpe de la main droite ; trajets fistuleux sur la face dorsale, ulcère de même nature aux jambes. — Pommade à l'iodure de plomb ; pommade à l'iodure de potassium iodée. Guérison partielle ; amélioration de l'état général.*

Le nommé Thomas (Nicolas), âgé de trente-deux ans, ébéniste, demeurant rue du Faubourg-Saint-Antoine, 94, né à Lyon (Rhône), entré le 1er juin 1852 (salle Saint-Charles, 23), hôpital Sainte-Marguerite.

Le 1er juin. Ce malade, d'une constitution moyenne et d'un tempérament lymphatique, porte aux jambes et à la main droite des manifestations scrofuleuses dont l'origine remonte à environ deux ans. L'ulcère de la jambe droite (tiers inférieur) a 4 centimètres carrés de diamètre, celui de la gauche en a 3 seulement. Tous les métacarpiens paraissent malades à l'exception du cinquième. Les trajets fistuleux correspondent surtout au troisième et quatrième dans toute leur étendue ; mais ils ne sont nulle part plus nombreux qu'au niveau de l'articulation métacarpo-phalangienne du troisième doigt. Tout le dos de la main est gonflé, rouge et présente des ulcérations en cul-de-poule à la terminaison de chaque fistule (9) ; en sorte qu'avec les ulcères des jambes on a une surface d'environ 10 centimètres carrés, privée d'épiderme. La santé générale est un peu languissante. — Houblon, pommade d'iodure de plomb ; bains sulfureux tous les trois ou quatre jours. Matin et soir, une cuillerée d'iodure de potassium (solut. cont., 9 grammes pour 250 grammes d'eau distillée).

Le 4 juin. Les urines donnent une teinte bleue très-foncée d'iodure d'amidon ; mais le malade ne peut pas supporter l'iodure de potassium à l'intérieur. Il éprouve des coliques, de la diarrhée, de l'inappétence, etc. — Suspendre l'iodure de potassium ; continuer les frictions avec pommade d'iodure de plomb.

Le 6. Plus d'iode dans les urines, ni dans la salive. Je les examine chaque jour avec beaucoup de soin, sans pouvoir en découvrir jusqu'au 28, où on cesse la pommade jaune pour employer la pommade d'iodure de potassium iodée.

Le 29. On panse tous les joints malades et on frictionne le pourtour avec la nouvelle pommade, sans recouvrir la partie avec du taffetas gommé, comme je l'avais fait comparativement chez d'autres. L'iode ne devient évident dans les produits excrétés que trente-six heures après, et le bleu n'est pas foncé.

Le 7 juillet. On met le taffetas pour aider à l'absorption; la coloration devient plus intense vingt-quatre heures après.

Le 15. Le malade dit se trouver beaucoup mieux; plus de diarrhée, la digestion se fait bien. Néanmoins il est à remarquer que je ne suis jamais parvenu à obtenir dans ses urines la teinte beue-noire qui se montre à son maximum chez les femmes, sans le secours de plaie.

Le 22. L'ulcère de la jambe gauche est entièrement guéri; celui de la droite n'a plus que 2 centimètres. L'état de la main est beaucoup amélioré; le gonflement a presque entièrement disparu; les mouvements sont plus libres, et la rougeur scrofuleuse a fait place à la coloration normale, excepté à la racine du troisième doigt. L'iode est toujours éliminé en aussi grande quantité (28 juillet).

Si, après avoir constaté la présence de l'iode dans les sécrétions, en employant une pommade iodée active, on la remplace par la pommade à l'iodure de plomb, pour avoir la contre-épreuve des faits que j'ai annoncés plus haut, on voit se produire des phénomènes inverses; la coloration bleue intense de la salive et de l'urine diminue progressivement pour disparaître complétement le troisième ou quatrième jour.

En observant avec attention ce qui se passe localement après l'emploi de ces diverses préparations, on trouve des différences qui viennent à l'appui des faits dont j'ai déjà parlé, et qui pourraient, jusqu'à un certain point, faire prévoir les résultats qu'on est en droit d'espérer avec telle ou telle préparation. En effet, quand on s'est servi des pommades à l'iodure de potassium ou à l'iodure de potassium iodé, les surfaces qui en ont été recouvertes ne conservent *aucun résidu;* si, au contraire, c'est la pommade à l'iodure de plomb qui a été employée, il est facile de constater la présence d'une *couche jaune*, dont l'épaisseur augmente avec le nombre des frictions, et qui n'est autre chose que l'*iodure de plomb* n'ayant plus l'axonge pour support. Cette remarque n'a pas dû échapper à l'observation des praticiens.

On peut donc conclure que l'épithète de *fondante* dont on *a gratifié cette pommade* ne doit être *attribuée* qu'à l'*axonge*, qui seule disparaît.

On ne peut s'expliquer les prétendus effets de ce moyen externe que par l'usage simultané d'autres médicaments à l'intérieur; l'un jouissait des bénéfices fournis par l'autre.

D'un autre côté, l'iodure de plomb est *insoluble*, et alors il est encore permis de se demander s'il doit à autre chose qu'à sa couleur le rang qu'il occupe dans la thérapeutique. *Corpora non agunt nisi soluta*. Cependant on pourrait m'objecter que l'iodure de plomb, insoluble dans l'eau, se dissout sur la peau à la faveur des sécrétions cutanées; mais on n'ignore pas que cette sécrétion est arrêtée par la présence du corps gras qui joue le rôle d'excipient, et que, par conséquent, l'agent dissolvant manque là où sa présence serait nécessaire. Du reste, j'aime mieux répondre aux théories chimiques plus ou moins ingénieuses qu'on pourrait faire à ce sujet par les faits cliniques qui résultent des expériences précises citées plus haut. Il est de toute évidence que, s'il y avait absorption, la quantité d'iode serait de beaucoup insuffisante pour agir en quoi que ce soit sur l'économie, puisqu'il est impossible de la déceler par les moyens délicats dont j'ai fait connaître l'extrême sensibilité.

Si on objectait encore qu'on a obtenu des guérisons par l'usage de l'iodure de plomb à l'extérieur, il faudrait admettre que ce corps ne se retrouve ni dans les urines ni dans la salive; et l'on sait aujourd'hui que, pour que le but soit atteint, c'est-à-dire pour avoir de véritables succès, il faut que les produits excrétés donnent par les réactifs une coloration bleue intense. C'est le *criterium*, et il y a loin de là à l'absence complète de réaction. (Voy. obs. 1, 2, 4, 8, 16.)

Iodure de plomb pris à l'intérieur. — Convaincu de l'inertie absolue de ce corps administré sous forme de pommade, j'ai voulu m'assurer s'il trouverait, dans l'estomac, de quoi se transformer, et si, en un mot, il serait absorbé. Lorsque Cottereau et Verdet de l'Isle l'eurent conseillé contre les ulcères atoniques et les ulcères scrofuleux, Guersant, en 1831 (*Journ. hebd.*, 1831, et *Revue méd.*, 1831, p. 292), l'essaya sans succès à la dose de 5 milligrammes par jour. L'iodure de plomb a l'avantage d'être insipide, et par conséquent facile à prendre ; c'est là, probablement, ce qui avait engagé le chirurgien de l'hôpital des Enfants à le donner à ses petits malades, quand il fut introduit dans la matière médicale par les hommes que je viens de citer. Mais aucun ne s'était demandé s'il y avait absorption, c'est ce que je fus curieux de savoir.

1re expérience.

Le premier jour, j'ai pris 15 centigr. d'iodure de plomb, en trois fois et à quelques minutes d'intervalle, je n'éprouvai aucune saveur dans la bouche, même après y avoir laissé séjourner une des trois prises pendant dix minutes. J'examinai mes urines avec soin, et ce ne fut qu'au bout de neuf heures que j'obtins une teinte violette caractéristique ; quatre heures plus tard, je ne trouvai plus rien.

2e expérience.

Le surlendemain, c'est-à-dire plus de quarante-huit heures après les dernières traces qui avaient marqué la fin de l'élimination des 15 centigrammes, j'en pris 0,20 en une seule fois. Il était quatre heures et demie du matin. Je m'arrangeai de façon à pouvoir toujours conserver un peu d'urine dans la vessie, afin d'uriner au moins de demi-heure en demi-heure. Ce ne fut qu'après sept heures un quart d'examen inutile (à onze heures trois quarts), que je vis apparaître une teinte légèrement violette. L'élimination s'accrut jusqu'à la dix-huitième heure (dix heures et demie du soir) ; mais la quantité d'iode ne fut jamais assez considérable pour dépasser la couleur violette un peu foncée ou le bleu clair. J'expérimentai en même temps sur la salive et sur la sueur (juin), qui me donnaient des résultats identiques. Après vingt-neuf heures (neuf heures et demie du matin, le lendemain), mes recherches furent négatives.

3e *Expérience.*

Afin de bien juger des différences comparatives entre un corps insoluble et un corps soluble, j'ai pris, huit jours après, le même poids (20 décigrammes d'iodure de potassium, préalablement dissous dans un peu d'eau). Au bout de *six minutes*, la présence de l'iode était manifeste dans l'urine. Au bout d'un quart-d'heure, j'obtins non-seulement dans les urines, mais dans la salive et dans la sueur, une belle coloration bleu-clair, dont l'intensité augmenta jusqu'à la vingt et unième heure (teinte bleu-noir), puis diminua progressivement pour ne disparaître en totalité qu'après la trente-huitième heure. D'un autre côté, j'éprouvai, avec l'iodure de potassium, les symptômes généraux d'excitation propre à l'iode, tandis que la même quantité d'iodure de plomb n'a déterminé aucune manifestation. Cela peut très-bien s'expliquer par la lenteur avec laquelle la petite proportion d'iode éliminée a envahi les tissus dans les 1re et 2e expériences, et par le commencement immédiat et la durée plus considérable du travail éliminateur dans l'expérience 3.

Les symptômes généraux que j'ai ressentis, après avoir pris l'iodure de potassium, ont été croissant pendant huit heures, puis ils ont diminué petit à petit pour ne disparaître entièrement que le troisième jour. J'ai d'abord éprouvé dans la bouche une saveur métallique désagréable ; au bout d'une heure, un malaise général avec chaleur à la peau, puis une céphalalgie sus-orbitaire avec élancement assez douloureux. J'eus bientôt de la difficulté à mouvoir les mâchoires, un sentiment léger de constriction à la gorge avec tension douloureuse des glandes salivaires, principalement des parotides. Du côté des fosses nasales, gêne analogue à celle qui précède le coryza.

La sécrétion urinaire s'est d'abord accrue ; ensuite elle est devenue moindre que dans l'état ordinaire, probablement à cause des sueurs abondantes qui ont duré près de vingt-quatre heures. Cinq heures après m'être administré ce sel, j'éprouvai une pesanteur de tête qui semblait m'inviter au sommeil; je me mis au lit et ne reposai presque pas. Le peu de repos que je pus prendre, malgré l'excitation dans laquelle je me trouvais, fut agité par des rêves.

Ces symptômes n'ont été entièrement terminés que le troisième jour.

Ainsi la durée moindre de l'élimination et la coloration beaucoup moins marquée des produits de sécrétion par les réactifs démontrent suffisamment combien est minime, pour ne pas dire nulle, l'action de l'iodure de plomb même avec un auxiliaire aussi puissant que les voies digestives. C'est là un nouvel argument en faveur des faits cliniques consignés dans le chapitre 3.

Avant de quitter l'iodure de plomb, je ne puis m'empêcher (toujours pour prouver son innocence) de rappeler que Lisfranc introduisait dans le vagin et jusque sur le col de l'utérus, la pommade à l'iodure de plomb, avec laquelle il frictionnait en même temps l'hypogastre dans les maladies de la matrice, dont il s'occupait spécialement. Le vagin et les liquides qu'il contient, les ulcérations du col utérin, offraient cependant toutes les conditions désirables pour la pénétration du principe actif de la pommade jaune. Néanmoins, employée de cette manière et en grande quantité, cette substance n'a produit ni les heureux résultats qu'on en attendait, ni les accidents saturnins qui auraient infailliblement eu lieu dans ces circonstances, s'il y avait eu absorption de l'iodure métallique. C'est du moins l'induction que l'on peut tirer de l'observation suivante, due à M. Paton (*Journ. de chim. méd.*, janv. 1837). 12 grains d'iodure de plomb donnés à un chat n'ont produit sur lui aucune action sensible ; mais en doublant cette dose, il est mort au bout de trois jours dans des souffrances horribles. Aucune trace d'irritation n'a été aperçue dans l'estomac ni dans l'intestin. Les matières liquides ne contenaient aucune trace de poison, mais les « matières solides et les excréments ont donné des traces de plomb. » M. Paton pense qu'une partie de l'iodure a été absorbée par l'estomac et que c'est elle qui a donné la mort.

Iodure de potassium.

Nous avons déjà vu que l'iodure de potassium est un des produits les plus employés et qu'on le préfère généralement aux autres remèdes iodurés. Indépendamment de sa richesse en iode, puisqu'il en contient $^{76}/_{100}$, il se prête sans difficulté à tous les modes d'administration, aux convenances, aux habitudes, au goût, aux caprices même des malades. Ses inconvénients presque nuls, son association facile à d'autres agents thérapeutiques, etc., sa composition chimique (puisque l'iode ne pénètre dans l'économie qu'à l'état d'iodure alcalin, et cela au détriment de nos humeurs), son action moins irritante qui permet de le donner au besoin à des doses assez élevées, etc., parlent suffisamment en faveur de la réputation que ce médicament s'est acquise ; aussi son usage interne, ainsi qu'on a pu le voir par ce qui précède, est-il extrêmement répandu. C'est surtout contre les accidents tertiaires de la syphilis (nous avons parlé de son efficacité dans la scrofule) qu'il montre toute sa puissance curative. Tous les observateurs savent qu'à cette période de transformation, la syphilis tend à appauvrir la constitution en empoisonnant successivement l'organisme. Avec les mercuriaux, les accidents continuaient leurs ravages, et même on remarquait souvent une aggravation rapide dans les symptômes et dans l'état du malade ; car l'action hyposthénisante du mercure, en diminuant la plasticité du sang, activait l'apparition des phénomènes qui forment le cortége de la cachexie syphilitique. On comprend alors combien est précieux un médicament qui, indépendamment d'une action spécifique, jouit en même temps d'une action réparatrice et tonique sous l'influence de laquelle l'état du malade est rapidement amélioré. On voit surtout disparaître avec une rapidité surprenante des douleurs ostéocopes qui, après avoir résisté à tous les moyens cèdent au bout de deux ou quatre jours à l'emploi de l'iodure de potassium. Enfin ce médicament peut encore servir de moyen de diagnostic dans les cas de tumeurs de nature douteuse : *Ostendit morborum naturam curatio!*

Nous avons déjà démontré que ces mêmes effets peuvent être obtenus par l'usage externe de l'iodure de potassium, qui alors est le plus souvent incorporé à l'axonge. Les pommades, étant en effet la forme principale sous laquelle l'iode peut être appliqué sur la peau recouverte de son épiderme, ont dû fixer spécialement mon attention. Ce qui va suivre complétera ce que nous avons dit à l'article *Iodure de plomb.*

Pommade à l'iodure de potassium. — La pommade à l'iodure de potassium dont nous nous sommes servi est celle qui est le plus généralement employée : elle contient 4 grammes d'iodure de potassium pour 30 grammes d'axonge. Je ne puis passer sous silence une particularité à laquelle les observateurs ne prêtent pas assez d'attention dans la pratique. Je veux parler de la différence qui existe entre la pommade à l'iodure de potassium préparée avec de l'*axonge récente*, et la pommade à l'iodure de potassium préparée avec de l'*axonge* déjà *rancie*. Les effets thérapeutiques ne sont pas identiques : cette dernière est plus active en ce sens que l'acide de l'axonge rancie met en liberté, en se combinant avec un peu de potassium transformé en potasse, une certaine quantité d'iode pur qui reste dans la pommade. Appliquée sur la peau recouverte de son épiderme et même sur des solutions de continuité, la première ne donne jamais qu'une teinte violette ou bleu-clair, dans les produits excrétés qu'on traite par l'amidon et l'acide nitrique. La seconde, au contraire, plus commune que l'autre dans les hôpitaux, et qu'on reconnaît à sa couleur d'un jaune sale, détermine une élimination d'iode plus considérable; c'est l'observation clinique de ces faits qui nous a conduit à employer de préférence la pommade d'iode iodurée.

C'est celle dont nous nous servons habituellement sur la peau intacte; elle est supérieure aux précédentes quand on veut, par une application locale, obtenir, chez un malade, une pénétration d'iode sûre, prompte et abondante. La formule que nous avons adoptée est celle du Codex modifiée :

Axonge	30 grammes.
Iode	0,50 à 1 gramme.
Iodure de potasium	2 à 3 grammes.

Déposée sur des solutions de continuité, elle détermine ordinairement des douleurs vives, parfois intolérables. Alors on la remplace par l'une des deux autres, et autant que possible par celle qu'on prépare avec l'axonge non fraîche; car on peut et même on doit la considérer comme une pommade d'iodure de potassium iodée au plus faible degré. C'est un intermédiaire entre la pommade d'iodure de potassium simple et la pommade d'iode iodurée dont je viens d'indiquer la composition. Celle-ci ne nous a jamais fait défaut; employée en frictions contre les affections scrofuleuses et syphilitiques anciennes, elle a toujours produit très-vite des symptômes généraux et locaux témoignant de son efficacité.

Observation XIX.—*Périostose syphilitique du tibia droit; ulcère (0,015 d'étendue) de même nature.—Pommade d'iode iodurée.*

La nommée Bouvet (Adélaïde), âgée de quarante-cinq ans, lingère, rue du Mûrier-Saint-Paul, 5, née à Lésigny (Seine-et-Marne), entrée le 8 juillet, sortie le 29 du même mois (salle Sainte-Marie) service de M. Marjolin.

Cette malade, d'une bonne constitution et d'un tempérament nerveux, entre «pour des douleurs dans les os, quand elle est couchée; douleurs qui sont presque continuelles dans la jambe droite.» Elle dit avoir eu par son mari, il y a vingt ans, une maladie vénérienne mal soignée. On constate une tuméfaction gommeuse de toute la face antérieure du tibia droit; immédiatement au-dessus de la malléole interne, du même côté, siége un petit ulcère d'un centimètre et demi de diamètre, à fond grisâtre, avec des bords rouges, taillés à pic. Aucune autre manifestation sur le reste du corps; la face est pâle, l'appétit nul. — On frictionne toute la surface malade avec la pommade d'iode iodurée, puis on recouvre le tout d'un taffetas gommé.

Trois heures après, l'iode se manifeste dans les urines par une teinte bleue claire; le soir, la couleur se fonce.

Le 10. Les urines et la salive traitées par les réactifs donnent une coloration bleue très-foncée qui se maintient les jours suivants. — Un peu de chaleur à la peau, sans fièvre.

Le 15. La malade se trouve bien, éprouve moins de douleurs et demande qu'on lui augmente ses aliments: trois portions ne lui suffisent pas.

Le 18. La petite ulcération n'a plus de profondeur; quant à son étendue, il ne reste plus qu'un point de 4 à 5 millimètres, non cicatrisé. La teinte d'iodure d'amidon est d'un bleu noir intense, persistant durant trois ou quatre heures.

Le 21. Cicatrisation complète de ce qui restait. Bien que volumineux encore, le tibia a perdu ses inégalités; teinte bleu-noir des produits de sécrétion. État général excellent.

Le 29. La malade dit qu'elle est entièrement guérie, qu'elle ne sent plus de mal, et veut sortir malgré nous. Le tibia est beaucoup amélioré, mais il est encore un peu plus gros que celui du côté opposé.

Cette observation et celles que j'ai déjà fait connaître démontrent l'efficacité de ces moyens. On voit aussi que les solutions de continuité ne sont pas, ainsi que l'a avancé M. Bonnet, indispensables pour que l'iode pénètre dans le sang en quantité suffisante. L'intensité de la coloration bleue s'est maintenue après la cicatrisation complète du petit ulcère qui, même au début, ne pouvait en absorber qu'une faible proportion.

Iodure de Soufre.

L'iodure de soufre, signalé comme un remède précieux contre les maladies cutanées, d'après les indications de Biett, a été étudié attentivement par M. Escolar, de Madrid. Ce médecin, qui a rapporté neuf observations de maladies de peau diverses (psoriasis, pityriasis, etc.) en faveur de l'efficacité de ce moyen, le donne à la dose de

2 centigrammes et demi à 15 chez les enfants, et à la dose de 10 à 30 centigrammes chez les adultes; il se sert pour excipient de gomme arabique ou de poudre de réglisse, mais jamais d'amidon, qui neutralise l'action de l'iodure. Il seconde quelquefois l'usage interne de ce médicament par l'emploi de pommades contenant 0,60, à 4 grammes du même corps pour 30 grammes d'axonge.

M. Cazenave, qui ne l'emploie que sous cette dernière forme, a fait disparaître rapidement les tubercules du sycosis qui persistaient après que tout phénomène inflammatoire a complétement cessé. Il en a également obtenu des succès dans les affections squameuses; et il pense que l'iodure de soufre, appliqué localement sur les surfaces malades, ne se borne pas à les exciter localement, mais qu'il est introduit dans l'économie par absorption et agit par conséquent d'une manière intime sur la peau. C'est au moins ce qui résulte de l'observation d'un malade atteint de *lepra vulgaris* et qui guérit entièrement par l'usage de frictions limitées à une partie du corps seulement.

Les autres combinaisons d'iode (1) n'ont pas encore reçu d'applications thérapeutiques assez nombreuses pour que nous puissions indiquer leur degré d'efficacité; nous laissons au médecin le soin de déterminer les cas dans lesquels il croira devoir s'adresser de préférence à ces produits complexes, jusqu'à ce que l'expérience ait prononcé sur la valeur de chacun d'eux.

J'ai cru devoir annexer à ce travail la planche suivante, où sont représentées assez fidèlement les quatre réactions types de l'iodure d'amidon. J'ai déjà dit que l'intensité de la coloration est en raison directe de la proportion d'iode contenu dans le liquide qu'on examine; quand on obtient une nuance intermédiaire, on est guidé, pour avoir une estimation approximative, par le temps que dure la persistance de la teinte.

---

(1) Iodure de zinc, iodure double de mercure et de morphine, iodure de zinc et de strychnine, iodure d'iodhydrate de quinine, iodure de fer et de quinine, iodure d'iodhydrate de strychnine, iodure d'arsenic et de mercure, etc.

EXPLICATION DES FIGURES.

Figure 1. — *Teinte violette.* Elle apparaît ordairement au début ou à la fin de l'élimination ; elle n'est même pas dépassée à la suite de l'usage de certaines préparations (pommade à l'iodure de potassium fraîche). C'est elle que j'ai obtenue dans l'expérience I et dans l'observation VII, quarante-huit heures après la première friction avec la pommade d'iode iodurée. Cette teinte est extrêmement fugitive dans les produits excrétés, surtout dans les urines ; elle est, du reste, impuissante pour modifier l'économie.

Figure 2. — *Teinte beu clair.* Quand l'absorption est prompte, elle apparait d'emblée, sans avoir été précédée par l'autre. (Obs. III, quarante-cinq minutes après l'application de la teinture d'iode sur l'ulcère.—Expérience II.—Obs. XVII, trente-six heures après l'injection, etc.)

Figure 3. — *Teinte bleu foncé.* Elle apparait ordinairement le quatrième ou le cinquième jour de l'emploi sur la peau intacte de la pommade d'iode iodurée, chez les femmes surtout. (Obs. V, VI, VII, etc. Obs. III, une heure et demie après le pansement, etc.)

Figure 4. — *Teinte bleu-noir.* Indice d'une saturation complète de l'économie ; elle amène une amélioration rapide chez les individus où elle est maintenue pendant un certain temps. On conçoit aussi que c'est elle qui se décolore le plus lentement. La pommade d'iode iodurée la donne avec l'aide du taffetas gommé. (Obs. V, VI, VII, VIII, XIX, etc.) C'est la teinte maxima chez ceux qui sont soumis à l'iodure de potassium ou au sirop d'iodure de fer à l'intérieur, etc., à la suite des injections iodées. (Obs. XVI., XVII.)

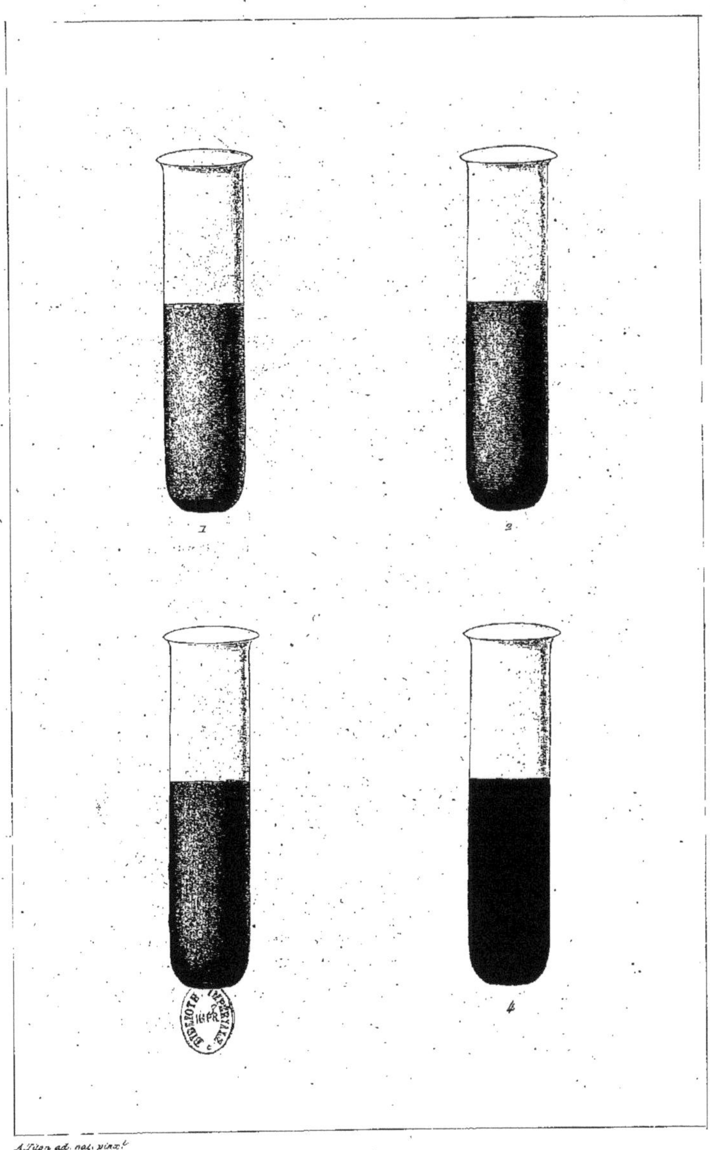

A. Tilon ad. nat. pinx^t

Réactions de l'urine chez les malades
Soumis à des applications locales d'Iode.

www.ingramcontent.com/pod-product-compliance
Ingram Content Group UK Ltd.
Pitfield, Milton Keynes, MK11 3LW, UK
UKHW022029170726
13837UKWH00001B/485